Die Heilkraft der Hände

Die Heilkraft der Hände

Massage bei Beschwerden

Von Sara Thomas

humboldt

Gesundheit & Medizin

humboldt-taschenbuch 712
Umschlaggestaltung: Wolf Brannasky, München
Umschlagfotos: Walter L. Küchler, München
Übersetzung aus dem Englischen: Bettina Blank

Hinweis:

Dieses Buch kann die übliche medizinische Behandlung nicht ersetzen. Ziehen Sie deshalb im Zweifelsfall zusätzlich immer Ihren Arzt hinzu, und verwenden Sie dieses Buch nicht zur Eigendiagnose.
Soweit in diesem Buch eine Dosierung, Applikation, Therapie- oder Übungsanleitung empfohlen wird, darf der Leser zwar darauf vertrauen, daß diese Angaben dem aktuellen Stand von Wissenschaft und Forschung entsprechen. Für dergleichen Angaben kann jedoch vom Verlag keine Gewähr übernommen werden.

Die Autorin:
Sara Thomas hat bereits mehrere Bücher über ganzheitliches Heilen, über Massage und Körpertherapie veröffentlicht. Sie ist Expertin auf dem Gebiet der Gestalttherapie und ganzheitlicher Körpertherapien.

Druck: Druckhaus Langenscheidt, Berlin
Printed in Germany

ISBN 3-581-66712-6

1 2 3 * 95 94 93

Über dieses Buch

MASSAGE BEI BESCHWERDEN stellt zwei ineinander übergreifende Berührungstherapien unterschiedlicher Herkunft vor – Massage und Shiatsu. Die Techniken zur konkreten Beschwerdebehandlung entstammen der traditionellen Massage, sofern sie nicht den Hinweis Shiatsu tragen. Um die Heilung anzukurbeln, kann man sie einzeln oder kombiniert anwenden.
Lesen Sie vor Massagebeginn aufmerksam die Kapitel GRUNDGRIFFE DER MASSAGE (Seiten 29 bis 39) und WANN NICHT MASSIERT WERDEN DARF (Seite 149). Der Hauptteil des Buches (Seiten 41 bis 142) gliedert sich nach den einzelnen Körperteilen in mehrere Abschnitte, angefangen beim Kopf bis hinunter zu den Füßen. Die Illustrationen auf Seite 43/44 zeigen, wo genau die verschiedenen Beschwerden auftreten.

Achtung: Bei Unsicherheit über medizinische Fragen konsultieren Sie bitte stets einen Arzt. Außerdem sind die im Buch gegebenen Vorsichtsmaßregeln zu beachten.

Mit den Händen
Freundschaft vermitteln
Kranke trösten und heilen
Liebe und Zärtlichkeit ausdrücken
Kinder beruhigen und aufmuntern
ist so alt wie das Leben.
Bernard Gunter

Aus Berührung erwächst Einklang
mit den Urkräften des Körpers.
Jerome Liss

Berührungen als einfachste Form
des Kontakts zuzulassen,
bedeutet das menschliche Wesen
als Quelle natürlicher
Kraft zulassen und erleben
Charles Brooks

Inhalt

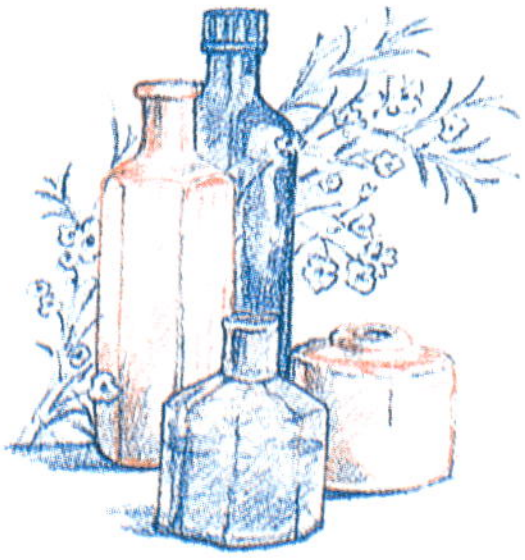

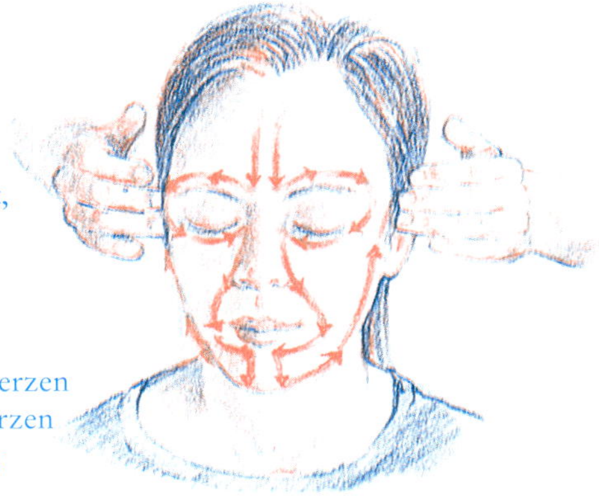

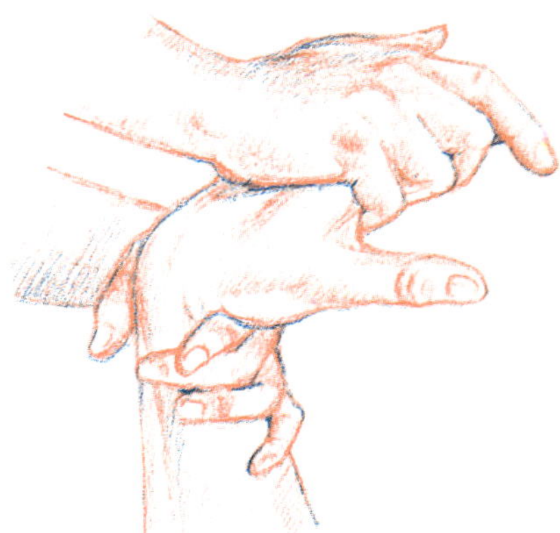

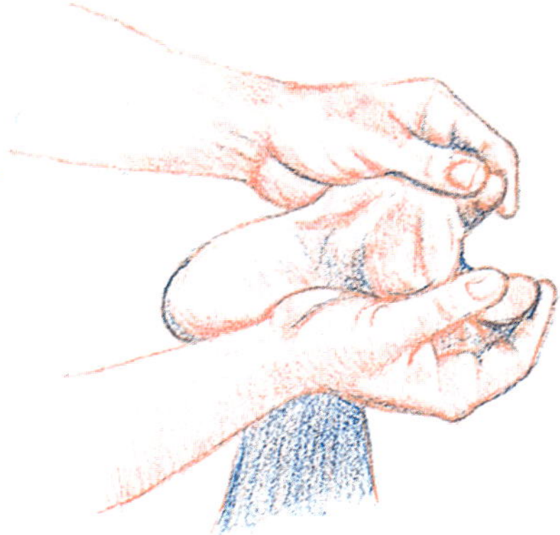

Einführung

Seit Menschengedenken setzen wir unsere Hände als Werkzeug der Heilung und Vermittlung von Wohlgefühl ein. Berührung bedeutet Kontakt, Wärme, das Gefühl, nicht allein zu sein, und Selbsterfahrung. Als elementare Form der Kommunikation berühren wir einander instinktiv. Mit ein wenig Bereitschaft und Mühe wird aus dem Instinkt eine kreative Heilmethode, einfach durch Erlernen einiger Grundmassagetechniken und Erweiterung des Berührungsrepertoires.

Berührungsreize werden von der Haut, dem größten und empfindlichsten Organ, empfangen. Die Haut entstammt der gleichen Zellschicht wie das Nervensystem und gilt als dessen nach außen gelagerter Teil. Sie registriert eine Vielzahl von Signalen, die sie weiterleitet und mannigfaltig beantwortet. Der Tastsinn ist auch der vom Säugling als erster entwickelte Sinn und an Lippen und Händen besonders ausgeprägt.

Wert und Nutzen von Massage

Die Absicht, in der die Berührung erfolgt, ist ausschlaggebend für ihre Wirkung. Berühren wir einander wohlmeinend und liebevoll, spielen sich subtile Veränderungen ab. Sanfter Körperkontakt, fürsorgliches und zärtliches Anfassen beeinflussen Körper und Seele.

Um den Berührungswert zu verankern, führte der Forscher Frederick Hammett in den zwanziger Jahren in Philadelphia eine Experimentierreihe mit Ratten durch. Ein Teil der Tiere wurde ständig angefaßt und gestreichelt, während die zweite Gruppe ohne Berührung auskommen mußte. Häufig berührte Ratten zeigten schnelleres Wachstum, ein stärkeres Abwehrsystem, höhere Fruchtbarkeit und weniger Streßsymptome. Seit langem steht fest, daß für Babys, neben Nahrung und Hygiene, Körperkontakt und -wärme lebenswichtig sind. Zwischen 1910 und 1920 untersuchten Dr. Chapin und Dr. Knox eine Reihe Heimkinder in den

USA. Der Mangel an Körperkontakt war mit schuld, daß viele noch im Kindesalter starben oder verwirrt schienen und Zeichen körperlicher wie emotionaler Unterentwicklung trugen.

In physiologischer Sicht regen Massage und Berührung den Blut- und Lymphstrom an; das Hämoglobinpotential wächst, der Sauerstofftransport im Blut wird effektiver. Sauerstoff dient der raschen Regenerierung verletzten Gewebes und beschleunigt den Abbau von Milchsäure, einer bei Muskelermüdung entstehenden Stoffwechselschlacke. Überdies bewirkt Berührung eine Senkung von Blutdruck und Herzfrequenz; sie beruhigt die Nerven, löst Verspannungen und vermittelt ein Gefühl von Entspanntheit und Wohlbefinden. Vieles spricht dafür, daß Massagen den Endorphinhaushalt ankurbeln. Als Endorphine bezeichnet man im Körper vorhandene Morphine, die die Schmerzwahrnehmung herabsetzen. Neben dieser schmerzlindernden Eigenschaft vermag ein Endorphin, das Enkephalin, ein der Euphorie verwandtes psychisches Hochgefühl auszulösen.

Berührungen zu erfahren und zuzulassen steigert das Selbstwertgefühl, schafft Vertrauen und Offenheit. Einhergehend mit der Entkrampfung der Muskulatur kommen häufig auch lange angestaute Gefühle zum Durchbruch. Durch Berührung fühlen wir uns wertvoll, wir ruhen in uns selbst und sind uns unseres Körpers, unseres Daseins voll bewußt.

Jedoch nutzen Massagen nicht nur dem Empfänger, auch den Massierenden machen sie um vieles reicher. Es tut gut, die Haut des anderen, die Konturen und Schwingungen seines Körpers, die Muskeln, Knochen und das Gewebe zu spüren. Es ist schön, den Körper zu verstehen, Energie- und Spannungszustände zu kennen und zu merken, daß man dem anderen Gutes tun kann. Es ist befriedigend, die Wirkung der Massage, die zunehmend lockere Muskulatur unter den Händen zu fühlen, in dem Bewußtsein, zur Genesung des anderen beigetragen zu haben. Der permanente Austausch macht Masseur und Massageempfänger zu verwandten Seelen, deren Gefühlszustand dem der Meditation stark ähnelt.

Die Chakras

Dem jeweiligen Chakra zugehörige:
- Drüse
- Körperteile und Organe
- Eigenschaften

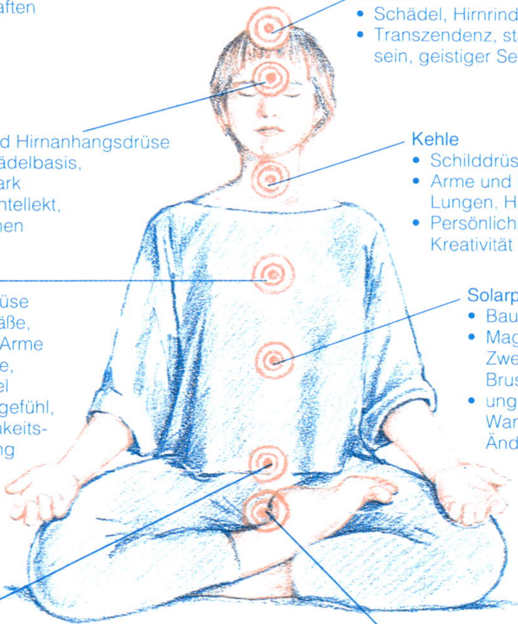

Kronen
- Schädel, Hirnrinde
- Transzendenz, stärkeres Bewußtsein, geistiger Seinswille

Brauen
- Pineal- und Hirnanhangsdrüse
- Stirn, Schädelbasis, Rückenmark
- Intuition, Intellekt, klares Sehen

Kehle
- Schilddrüse
- Arme und Hände, Stimme, Lungen, Halswirbel
- Persönlichkeitsausdruck, Kreativität

Herz
- Thymusdrüse
- Herz, Gefäße, Kreislauf, Arme und Hände, Brustwirbel
- Liebe, Mitgefühl, Persönlichkeitsentwicklung

Solarplexus
- Bauchspeicheldrüse
- Magen, Leber, Milz, Zwerchfell, unterer Brustwirbel
- ungezügelte Emotion, Wandel im Hara, Änderung

Hara
- Keimdrüsen
- Becken, Fortpflanzungsorgane, Bauch, Lendenwirbel, Beine
- Kraft, »Erdung«, Vitalität, Sexualität, emotionale Kontrolle

Wurzel
- Nebennierendrüse
- Beine, Füße, Genitalien, Steiß, Nieren
- Überleben, Lebenssituation, Arbeit, physischer Seinswille

Harmonisch fließende Lebenskraft

Ganzheit ist, was Körper, Geist und Seele eint, in Ganzheit liegt Gesundheit. Bei sämtlichen Berührungstherapien geht es daher nicht nur um den Körper, sondern um subtilere Energien und Daseinsebenen. Dazu gehören die »Aura«, das Energiefeld in und um den Körper, und die »Chakras« als Energieknotenpunkte. Die Aura besteht in einem Wechselspiel von über die Körperhülle hinausreichenden Energiefeldern; diese folgen Gefühlen, Gedanken und dem Körperempfinden und sind ständigem Wandel unterworfen. An der Körpermittellinie, in der Aura, befinden sich die sieben »Chakras«, die den Energiefluß zwischen Körper und subtilerer Ebene sicherstellen. Das Wort »Chakra« ist Sanskrit und bedeutet »Rad«, ein Symbol für den zirkulären Fluß der Lebenskraft. Fünf Chakras sitzen an der Wirbelsäule, zwei am Kopf. Sie sind mit Körperteilen – Drüsen, Organen und Nerven – und Zentren psychologischer und geistiger Entwicklung verknüpft. Mit ein wenig Übung kann man Aura und Chakras bewußt spüren. Massage, Shiatsu und andere Therapieformen wie Akupunktur harmonisieren den Energiestrom und fördern rasches Genesen.

Shiatsu als Heilmethode

Dieses Buch weiht zusätzlich in die Technik des Shiatsu ein, eine zur Behandlung alltäglicher Gesundheitsbeschwerden hervorragend geeignete Therapie.
Shiatsu entstammt der asiatischen Heilkunst. Wörtlich bedeutet es Finger- oder Daumendruck, obgleich auch andere Körperteile eingesetzt werden. In Japan wendet man Shiatsu traditionell in der Familie und unter Freunden an, als einfaches Mittel, der Gesundheit zu dienen, Schmerzen zu lindern und Krankheiten vorzubeugen. Dahinter steht der Glaube an die Ganzheit des Körpers, den eine als »ki« bezeichnete Lebenskraft in Bahnen oder »Meridianen« durchströmt. Die Meridiane bilden ein komplexes Netz nahe der Hautoberfläche. Unwohlsein, Schmerz, Streß und Krankheit führt die Lehre auf Energiestaus oder -blockaden zurück, durch die die inneren Organe über- oder unterversorgt werden. Durch Drücken einzelner Punkte auf den Meridianen, der »Tsubos«, wird der freie Energiefluß wiederhergestellt. Die Schmerzen

verschwinden, der Körper gesundet, die Krankheitsursache wird an der Wurzel beseitigt.
Shiatsu sollte niemals schmerzhaft sein. Zwar sind ein paar der Tsubos und Meridiane äußerst sensibel, doch spricht nichts gegen eine sanfte, vom Massierten als angenehm empfundene Druckausübung. Shiatsu ist Kommunikation, ähnlich einer innigen Umarmung, und die Effektivität hängt maßgeblich von der Offenheit und Bereitschaft gegenüber dem Partner ab.

Shiatsu-Meridiane

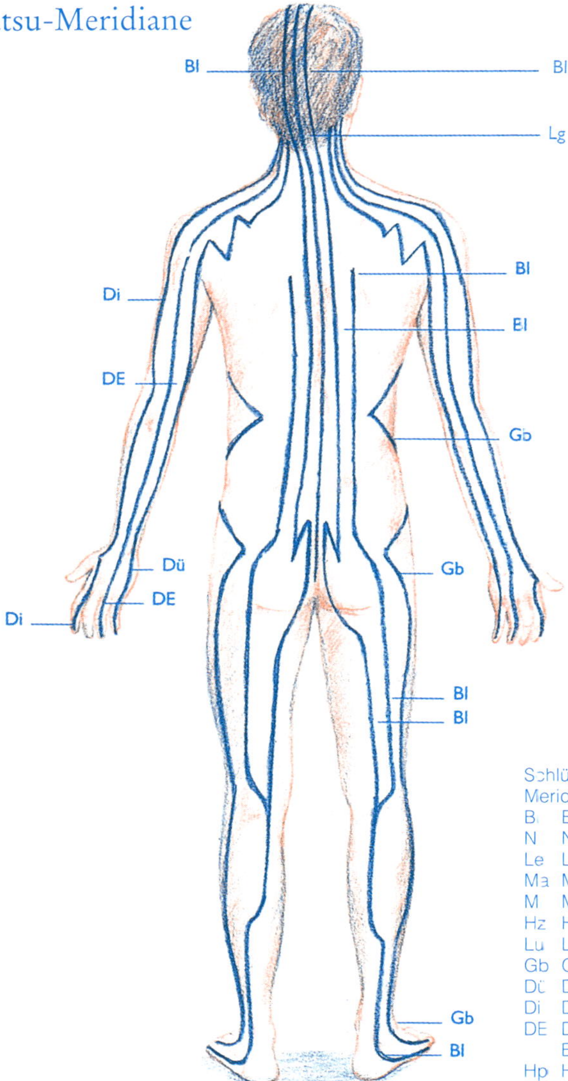

Alle Meridiane sind im Körper achsensymmetrisch angeordnet.

Schlüssel zu den Meridianen

Bl	Blase
N	Niere
Le	Leber
Ma	Magen
M	Milz
Hz	Herz
Lu	Lunge
Gb	Gallenblase
Dü	Dünndarm
Di	Dickdarm
DE	Dreifacher Erwärmer
Hp	Herzprotektor
Lg	Lenkgefäß
Eg	Empfangsgefäß

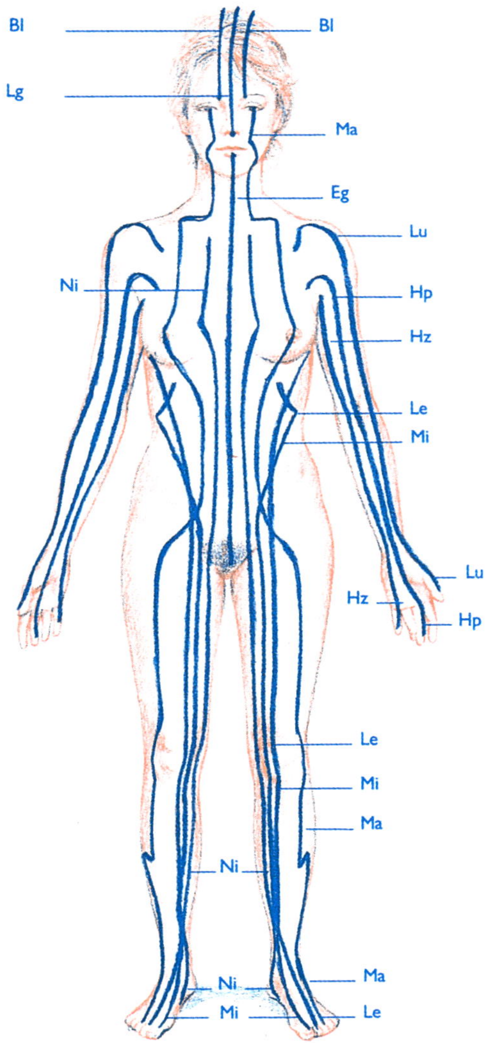
Bl
Bl
Lg
Ma
Eg
Lu
Ni
Hp
Hz
Le
Mi
Lu
Hz
Hp
Le
Mi
Ma
Ni
Ni
Ma
Ni
Ni
Mi
Mi
Le

Massage zur Verhütung und Behandlung von Krankheit

Gesundheit ist ein Geschenk, das sorgfältig gehütet sein will. Berührungen sind nicht nur Mittel zur Beschleunigung von Heilung und Regeneration – mit ihrer Hilfe lassen sich Krankheiten überhaupt vermeiden. In den heutigen »zivilisierten« Kulturen wird man nur allzu leicht überfordert von Leistungsdruck und Anpassungszwängen. Da passiert es schnell, daß man als kopfgesteuerter Mensch den Bezug zum Körper verliert. Damit gepaart ist ein Verlust von Realität, denn niemand außer unserem Körper informiert uns zuverlässig über Bedürfnisse, Gefühle und Ereignisse der Umwelt. All dies sind wichtige Auskünfte, die den Körper gesund und ausgeglichen machen. Um ganzheitlich gesund zu sein, darf man nicht länger an intellektuelle Konzepte als an das einzig Wahre glauben; statt dessen sollte man auf seinen Körper hören, der sagt, wer man ist, was man braucht und wo man steht in der Welt. Oder – wie Fritz Perls, Vater der Gestalttherapie, sagte, man muß »den Kopf verlieren, um die Sinne zu finden«.

Massage ist ein Weg, den Körper neu zu erfahren und ihm zu vertrauen. Je größer die Einheit von Körper, Geist und Seele, desto besser erkennt man die eigenen Bedürfnisse und geht auf sie ein. Gesunde, ausgewogene Ernährung, körperliche Ertüchtigung und bewußtes Atmen – statt als lästige Zwänge, können sie als sinnbringend und freudvoll empfunden werden.

Natürlich wird jeder von uns früher oder später einmal krank. Krankheit ist der Kampf des Körpers gegen Erreger und Giftstoffe und sein Versuch der Selbstheilung. Dieses Buch lehrt, die natürliche Heilung durch Berührungskraft zu fördern, wann immer ein Freund oder Familienmitglied Beschwerden hat. Es handelt sich nicht um Wundermittel, sondern um regenerationsbeschleunigende Berührung als Ausdruck der Wärme und Fürsorge. Gerade weil viele Krankheiten von Streß und Alltagsbelastung herrühren, helfen harmonisierende, beruhigende Berührungstherapien. Massage und Shiatsu mobilisieren körpereigene Abwehrkräfte und treiben die natürliche Genesung voran. Neben Ganzkörpermassagen gegen nicht lokalisierbare Beschwerden – Schlaflosigkeit und Müdigkeit etwa – lernen Sie Griffe zur Bekämpfung spezifischer Symptome wie Kopf- und Rückenschmerzen, Verdauungsstörungen und Krämpfe kennen. Gehen Sie weise mit Ihrem Wissen um, und versuchen Sie nicht, in die Rolle des Arztes zu schlüpfen. Helfen Sie, wo Sie können, andernfalls ziehen Sie einen Mediziner zu Rate. Ihre Hände besitzen heilende Kraft. Nutzen Sie sie.

Vorbereitung

Damit Berührungen tatsächlich effektiv sind, müssen wir ein aufrichtiges Interesse am anderen haben, bereitwillig Zeit opfern und uns ganz und gar auf den Partner konzentrieren. Die Qualität der Massage spielt eine wichtigere Rolle als ihre Dauer. Zehn Minuten hingebungsvolle und gewissenhafte Massage sind wertvoller als ein einstündiges mechanisches, abwesendes oder abgelenktes Massieren. Das Zentrieren (siehe Seite 23) zu Anfang ist daher wesentlich.

Mit ein wenig Übung fällt es leichter, vom Alltagstrubel abzuschalten und innere Ruhe zu finden. Indem Sie zentriert bleiben, gelingt es Ihnen, Körperpartien, die besondere Beachtung verdienen, sehr bewußt zu behandeln.

Ein weiterer vorrangiger Aspekt bei Massage und Shiatsu ist die »Erdung«. Damit ist das volle Bewußtsein für den Körper, seine Position und Bewegung gemeint; letztere sollte jedoch aus *Hara* und Becken (siehe Seite 23) – dem Zentrum der Schwerkraft – fließen, und nicht nur aus Armen und Schultern. Das Hara ist die Verbindung zur Erde, und damit spendet es Kraft. Indem die Bewegungen aus dem gesamten Körper kommen, schützt man sich vor Ermüdung; die Berührungen sind kontrolliert und wirkungsvoll.

Massagen zum Kurieren einfacher Beschwerden erfordern oft einige Improvisation in bezug auf Örtlichkeit und Umstände. Einen Kollegen mit Kopfschmerz etwa, den man nicht liegend behandeln kann, bittet man, am Schreibtisch den Kopf auf die Hände zu legen, um Kopf und Hals massieren zu können. Selbst bei widrigen Umständen bringt heilende Berührung die erhoffte Abhilfe. Mit ein wenig Planung gar läßt sich jeder Raum mühelos in eine Oase der Behaglichkeit verwandeln, mit Handtüchern, Kissen, Ölen, weichem Licht und allem, was man zum Massieren braucht.

Sobald die Umgebung stimmt und die Massage begonnen werden kann, gibt es noch ein paar Grundregeln für Masseur und Massierten. Angesichts der Wärme im Raum (vor allem bei Ölmassagen) sollte der Behandelnde lose sitzende Kleidung mit viel Bewegungsspielraum tragen. Uhren und Schmuck legt man ab, die Fingernägel sind wegen Kratzgefahr kurz gefeilt, die Hände werden gründlich gewaschen.

Ungeteilte Aufmerksamkeit bei dem, was Sie tun, ist von herausragender Bedeutung. Zwar verständigt man sich mit dem Partner über Druckstärke und Befindlichkeit; zu viel wird indes nicht geredet, weil das die Konzentration stört.

Bei Shiatsu ist der Empfänger voll bekleidet, bei Massage legt er dagegen so viele Kleidungsstücke wie nötig ab, einschließlich Uhren und Schmuck. Der Schwerkraft gibt er gewollt nach. Statt passiv zu sein, erlebt der Behandelte die Berührung sehr bewußt. Durch geteilte Erfahrung wächst eine Art stiller Erkenntnis, wie man sie von der Meditation her kennt.

Die richtige Umgebung

Beim Schaffen der richtigen Umgebung für Massage und Shiatsu gibt es ein paar Grundregeln. Zunächst ist wichtig, daß der Raum gut beheizt ist, da die Muskulatur sich bei Kälte verkrampft. Das gilt besonders bei Ölmassagen, so daß eine Zusatzheizung nötig sein kann. Ein Sortiment Handtücher und Kissen dient als Unterlage für Fußgelenke, Bauch und Brust, wenn der Partner mit dem Gesicht nach unten liegt, bzw. für die Knie, liegt er auf dem Rücken. Shiatsu findet stets auf dem Boden statt. Der Behandelte liegt auf einem über Gymnastikmatte oder Futonbett gebreiteten Laken oder Handtuch. Auch Massagen können so ausgeführt werden; empfindet man es als unangenehm, vom Boden aus zu massieren, lohnt die Anschaffung eines Massagetischs. Während Betten meist zu tief und weich sind, kann der Empfänger von Massage und Shiatsu durchaus in einem Stuhl sitzen. Das Licht sollte weich und matt sein, da sich die Augen sonst nicht entspannen können. Manch einer mag dezente Musik im Hintergrund, anderen ist völlige Stille am liebsten. Wichtig ist, daß die Behandlung ohne Störung von außen abläuft. Am Ende breiten Sie ein warmes Badetuch über den Partner, damit er sich verwöhnt und behaglich fühlt. Bei Shiatsu nehmen Sie eine Decke und erlauben ihm, ein paar Minuten ruhig liegenzubleiben.

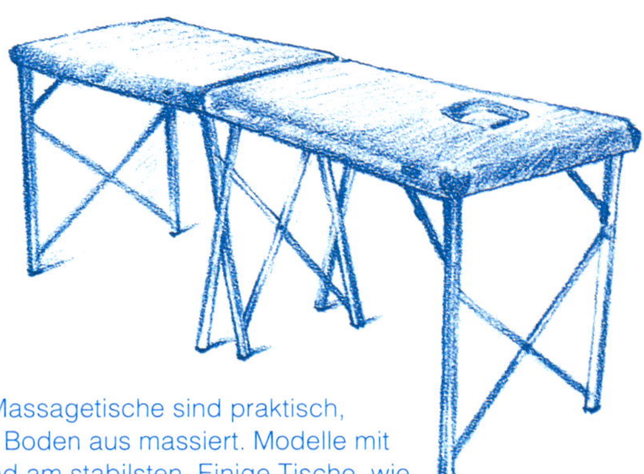

Massagetische

Zusammenklappbare Massagetische sind praktisch, wenn man ungern vom Boden aus massiert. Modelle mit verstrebtem Beinteil sind am stabilsten. Einige Tische, wie der abgebildete, haben am Kopfende eine Öffnung für Patienten mit steifem Nacken. Ideal stellen Sie den Tisch so ein, daß er an die Handflächen reicht, wenn Ihre Arme seitlich herabhängen. Standardmaße sind 1,80 m Länge und 0,75 m Breite.

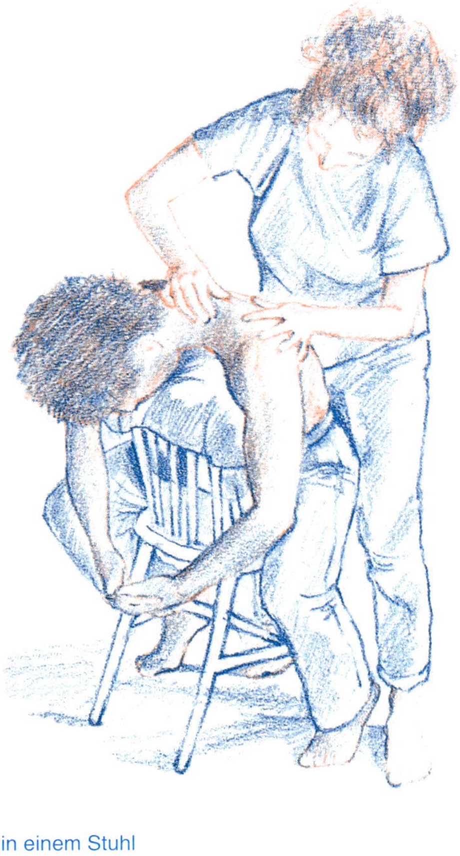

Massieren in einem Stuhl

Ist eine Massage auf Fußboden oder Bank nicht möglich, erweist sich ein Stuhl als geeignete Alternative. Der Partner sitzt dabei entweder normal, so daß Sie Hals, Kopf, Schultern, Hände, Knie und Füße erreichen können. Oder er sitzt – wie oben gezeigt – mit gespreizten Beinen umgekehrt auf dem Stuhl, Kopf und Arme ruhen auf der Lehne. Auf die Art können Sie Rücken, Schultern und Nacken gut behandeln.

Zentrieren und Hara

Bei Massage und Shiatsu haben Zentrieren und Erden, oder das bewußte Erleben des Seins, herausragende Bedeutung. Das Verankertsein im Hier und Jetzt ist Grundlage für die Heilkraft der Berührung. Das Hara (siehe auch Seite 13) sitzt im Bauch, etwa 2 cm unter dem Nabel. Es ist Zentrum von Stärke, Vitalität und Schwerkraft. Über die Beine ist es mit der kraftspendenden Erde verbunden und wichtiger Stützpunkt auch beim Massieren. Indem die Energie von hier aus den ganzen Körper durchströmt, ermüdet man weniger rasch und arbeitet insgesamt effektiver. Die folgenden Meditationsübungen helfen Ihnen, sich im Hara zu zentrieren, und sollten am Anfang jeder Behandlung stehen.

Meditation zum Zentrieren und Erden

Knien oder sitzen Sie bequem auf dem Boden oder in einem festen Stuhl. Schließen Sie die Augen und tauchen Sie in Ihr Innerstes. Spüren Sie Beine, Füße und Gesäß sowie die Verbindung zum Boden oder Stuhl. Beine und Becken sind Basis des Körpers, die Wirbelsäule steigt schlank empor. Fühlen Sie Rumpf, Schultern, Arme und Hände. Verkrampfungen lösen, über den Hals zu Kopf und Gesicht gleiten, Augen- und Kieferpartie bewußt entspannen. Achten Sie auf die Atmung, das wellenförmige Ein- und Ausströmen der Luft. Beim Einatmen geht die Luft tief ins Hara. Spüren Sie, wie der Bauch sich mit Licht oder Energie füllt und die Energie beim Ausatmen über Arme und Hände entweicht. Stellen Sie sich vor, über die Hände auszuatmen.

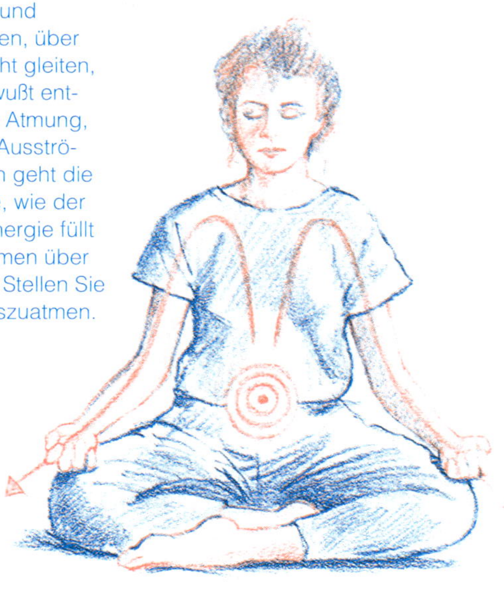

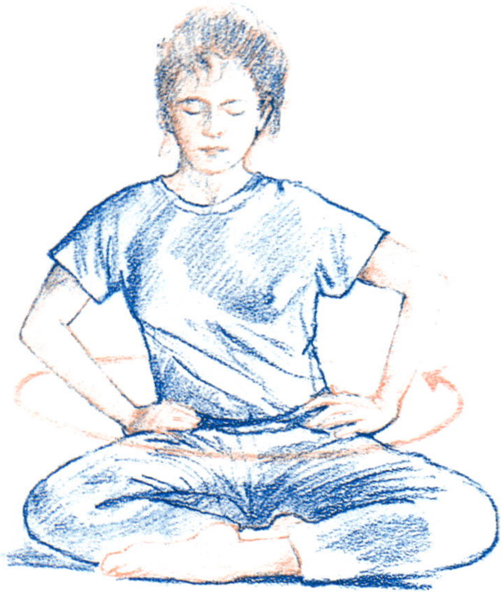

Kurz darauf Hände sanft auf die Hüften legen und vom Becken aus den Rumpf langsam kreisen. Die Wirbelsäule ist gerade, aber nicht steif. Nach einer Weile die Richtung ändern. Denken Sie an Beine und Becken als starke Basis, ähnlich dem Fuß eines Berges. Sanft zur Ruhe kommen und die Augen öffnen.

Der Beginn der Ölmassage

Eine Vielzahl von Ölen eignet sich zum Massieren, und nach einigem Experimentieren kennen Sie Ihre Vorlieben. Neben pflanzlichen Ölen wie Sonnenblumen-, Safflor- und Mandelöl gibt es Babyöle mit Mineralien sowie fertige Massageöle. Wer Aromen mag und die heilende Kraft, die ätherischen Ölen zugesprochen wird (siehe Seite 27), nutzen möchte, mischt einfach ein paar Tropfen der betreffenden Essenz in das pflanzliche Basisöl (Mengenangaben siehe Seite 27).
Noch vor dem Auftragen des Öls leiten Sie die Massage ein, indem Sie den Partner in gezeigter Weise sanft berühren. Statt den Körper ganz einzuölen, kommt das Öl nur auf den zu behandelnden Bereich. Es wird in einem langen Streichen (siehe Seite 30) aufgetragen, das die Haut erwärmt und auflädt. Der Ölfilm ist dünn, nur Beine und behaarte Brust werden großzügiger bedacht.
Von extremer Wichtigkeit ist, wie Hautkontakt entsteht bzw. beendet wird. Abrupte Übergänge stören Harmonie und Hingabe. Generell sind kurze, gefühlvolle Pausen durchaus zulässig und den stillen Passagen in einem Musikstück vergleichbar.

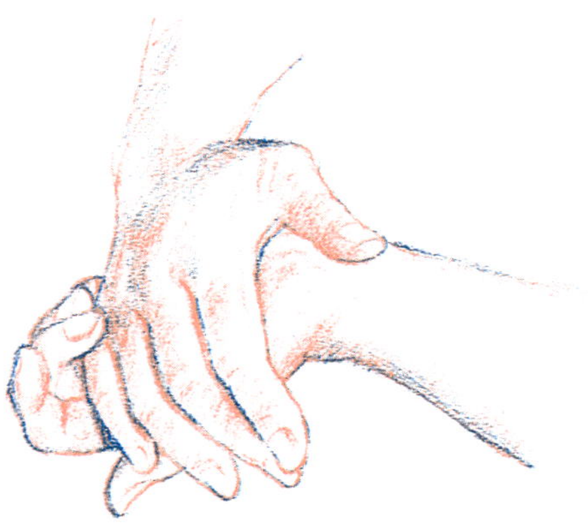

Das Auftragen des Öls
Halten Sie das Öl weg vom Körper des Partners, und gießen Sie eine kleine Menge in Ihre Hand. Öl in den Handflächen verreiben, so erwärmt es sich, bevor Sie die Hände sanft auf den Körper bringen und ihn einölen.

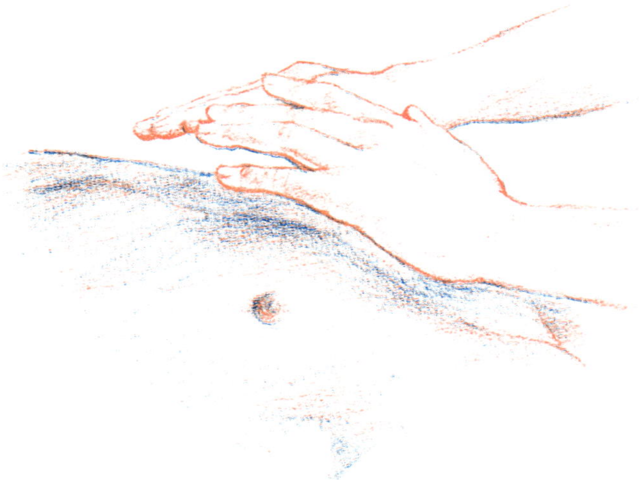

Den Kontakt herstellen

Nach dem Zentrieren die Hände langsam zu einem Körperteil, wie Kopf oder Rücken, gleiten lassen und einen Moment dort verweilen. Wenn Sie spüren, daß der Kontakt hergestellt ist, Hände sachte lösen und mit dem Einölen beginnen.

Ätherische Öle

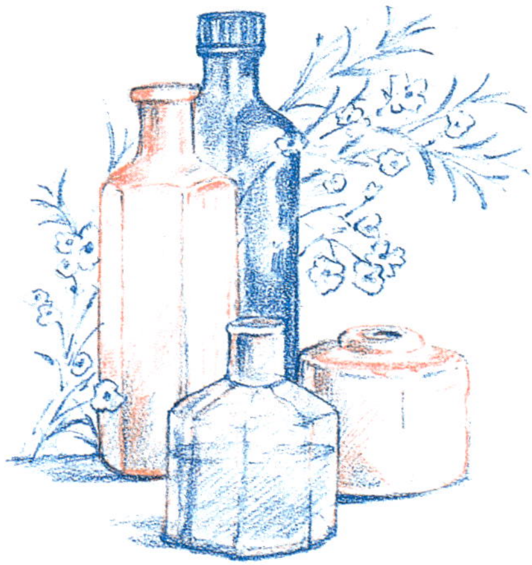

Ätherische Öle werden aus Heilpflanzen und -kräutern mit unterschiedlicher therapeutischer Wirkung gewonnen. Vielfältige Duftnoten bereichern die Massage. Die heilenden Eigenschaften wirken auf Körper und Psyche, indem z. B. Entzündungen gelindert, Erreger abgewehrt und Depressionen gebremst werden. Wegen ihrer hohen Konzentration werden ätherische Öle stets in einem Basisöl verdünnt, ehe man sie auf die Haut aufträgt, von wo sie rasch in die Blutbahn gelangen. Pflanzliche Öle, wie Soja-, Mandel- oder Avocadoöl, eignen sich am besten als Basisöle. Man mischt dabei immer nur geringe Mengen, denn Pflanzenöl oxidiert und riecht mit der Zeit ranzig. Oft hilft ein eingerührter Teelöffel Weizenkeimöl. Nachfolgend finden Sie eine Liste ätherischer Öle und der Beschwerden, die sie lindern.

Vorgeschlagene Mengen:

Ganzkörpermassagen: 5 Tropfen ätherisches Öl auf 2 Eierbecher Basisöl;
Teilmassagen: 2 – 3 Tropfen ätherisches Öl auf 1 Eierbecher Basisöl;
Kleine Gewebsabschnitte: 1 Tropfen ätherisches Öl auf 1 Teelöffel Basisöl.

Auswahl ätherischer Öle

Bergamottöl	Antiseptisch, depressionslindernd, stimmungsfördernd, erfrischend.	Bei Depressionen, Bronchitis, Heiserkeit, Verdauungsstörungen.
Kamillenöl	Sedativ, beruhigend, erfrischend, entspannend.	Bei Muskelschmerz, Kopfschmerz, Menstruationsbeschwerden, Entzündungen, Streß, Verdauungsproblemen.
Kardamomöl	Antiseptisch, tonisch, erfrischend.	Bei Blähungen und Verdauungsstörungen, Gelenkschmerz, Übelkeit, Kopfschmerz, allgemeinem Schwächezustand.
Eukalyptusöl	Antiseptisch, atmungswirksam, belebend.	Bei Husten, Erkältung, Bronchitis, Muskelschmerz.
Fenchelöl	Harntreibend, verdauungsfördernd, tonisch.	Bei Blähungen und Verdauungsproblemen, Koliken, Verstopfung, Bronchitis.
Lavendelöl	Depressionslindernd, antiseptisch, sedativ, erfrischend, entspannend.	Bei Depressionen, Schlaflosigkeit, Blähungen, Verstopfung, Asthma, Bronchitis, Regelbeschwerden.
Majoranöl	Sedativ, antiseptisch, erwärmend, stärkend.	Bei Muskelschmerz, Verdauungsstörungen, Gelenkschmerz, Nebenhöhlenverstopfung.
Melissenöl	Depressionslindernd, stimmungshebend, erfrischend.	Bei Kopfschmerz, Migräne, Regelbeschwerden, Bluthochdruck.
Rosmarinöl	Antiseptisch, erfrischend, belebend.	Bei Kopfschmerz, Migräne, Erkältung, Bronchitis, Muskelschmerz.

Aufgrund der Vielzahl von zum Teil kostspieligen ätherischen Ölen haben wir ein Grundsortiment von großer Wirkungsbreite zusammengestellt, das mit wachsender Vertrautheit beliebig erweitert werden kann.

Grundgriffe der Massage

Sämtliche Massagegriffe gliedern sich in vier Hauptkategorien: Streichen, mitteltiefe Griffe, tiefe Gewebsgriffe oder Reiben und Klopfen. Sobald Sie die Grundlagen beherrschen, können Sie zu improvisieren beginnen, indem Sie die Techniken verschieden kombinieren und Ihren persönlichen Massagestil entwickeln. Zunächst probiert man die Griffe am eigenen Leib, sprich den Beinen, damit Gefühl und Wirkung vertraut werden. Zu Anfang der Partnermassage prüfen Sie, ob Ihnen warm genug ist und Sie bequem sitzen. Nach dem Zentrieren (siehe Seite 23) beginnen Sie langsam und konzentrieren sich ganz auf Ihre Hände und die Signale des Partners. Die Bewegung erfolgt aus dem gesamten Körper, aus Hara und Becken, dem Zentrum der Schwerkraft heraus, und nicht nur aus den Händen. Der rhythmische Berührungsfluß ist außerordentlich wichtig. Zu einem späteren Zeitpunkt machen Sie sich mit den Grundtechniken des Shiatsu (siehe Seite 38) vertraut, um auch dieses Heilinstrument nutzen zu können.

Gleitende Griffe

Langes, sanftes Streichen und Federn stehen am Anfang und Ende der Massage. Durch diese Griffe wird der erste Körperkontakt hergestellt. Mit dem Auftragen von Öl erwärmt sich die Haut, sie wird aufgeladen und auf die tiefere Gewebearbeit vorbereitet. Streichen kann zart oder auch fester sein. In jedem Fall gleitet die Hand mit der gesamten Fläche langsam über den Körper. Sie können zwischendurch jederzeit auf das Streichen zurückkommen. Das Federn ist ein sehr leichter Strich, hervorragend geeignet, um sanft von einer Körperpartie zur nächsten überzugehen und verschiedene Bereiche miteinander zu verbinden.

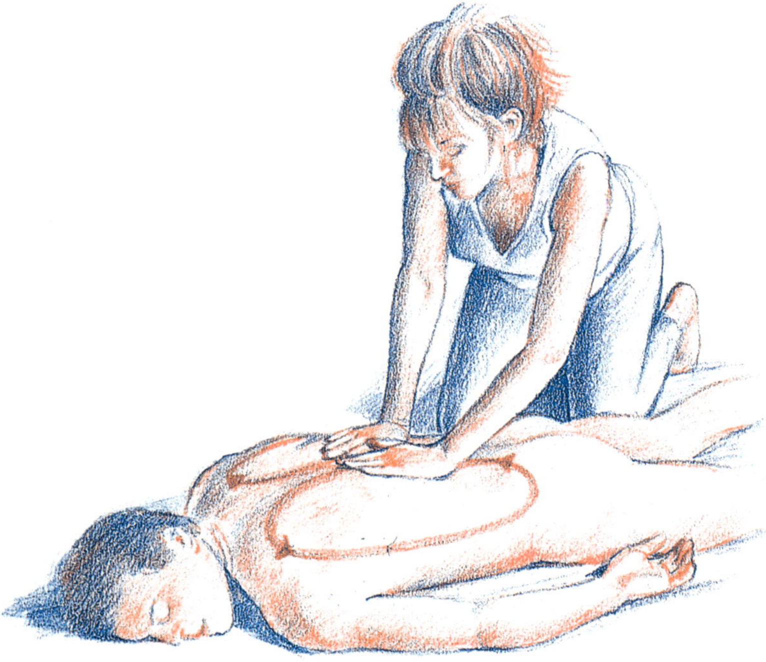

1 Langes einölendes Streichen

Die eingeölten Hände parallel auf den zu behandelnden Körperbereich auflegen. Vom eigenen Körper weg mit geschlossenen Fingern so weit es geht nach oben fahren, dann an Rumpf oder Armen zurück zum Ausgangspunkt gleiten; ein paarmal wiederholen.

2 Breites Kreisen

Zur Verteilung des Öls und um weitere Teile des Körpers abzudecken, langsam großzügige Kreise beschreiben.
Abwechselnd oder gleichzeitig mit den Händen den Körper des Partners rhythmisch ertasten. Die Kreise gehen spiralförmig und sanft ineinander über.

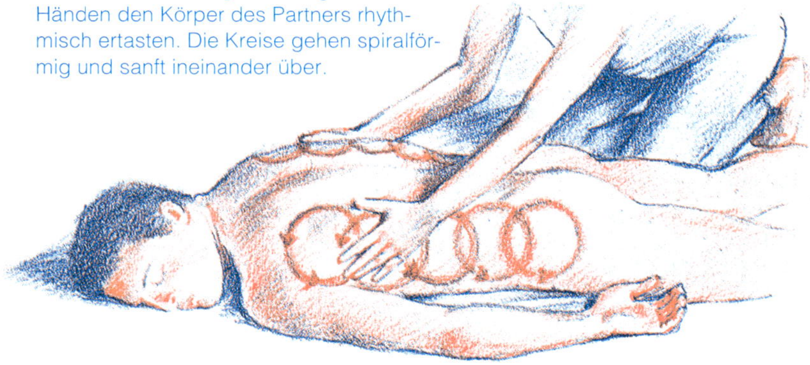

3 Federn

Für dieses hauchzarte Streichen die Hände zuerst entspannen. Mit den Fingerspitzen von oben nach unten leicht, wie mit einer Feder, über die Haut streifen. Die Hände dabei abwechseln. Mit dieser Berührung verbinden Sie zwei Körperbereiche oder schaffen Übergänge zwischen verschiedenen Griffen.

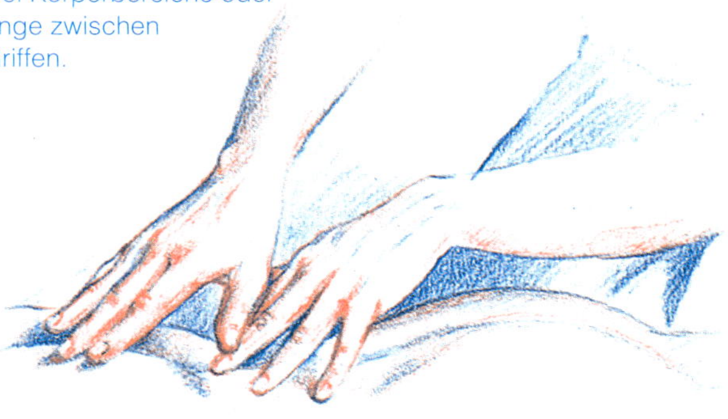

Mitteltiefe Griffe

Bei diesen tiefergehenden Griffen wirken die Hände – kreisförmig oder vor- und zurückbewegt – gezielt auf die Muskeln ein. Sie entspannen und regen die Durchblutung an, was den raschen Abtransport von Schlacken gewährleistet. Legen Sie Ihren ganzen Körper in die Knet-, Zieh- und Wringbewegungen. Diese sollen natürlich aus dem Becken fließen, statt nur aus Schultern und Armen. Somit ermüden Sie weniger leicht, und der Massagenutzen wächst.

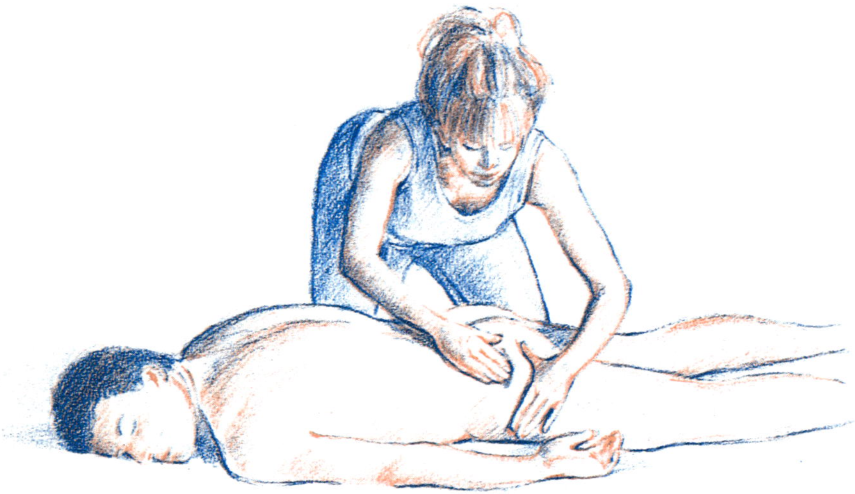

1 Kneten

Mit der ganzen Hand das Gewebe fassen und kreisförmig zusammenpressen. Die Hände führen abwechselnd rhythmische, kräftige Knetbewegungen aus, so als walke man einen Teig. Der Kontakt zur Haut ist ständig gewahrt.

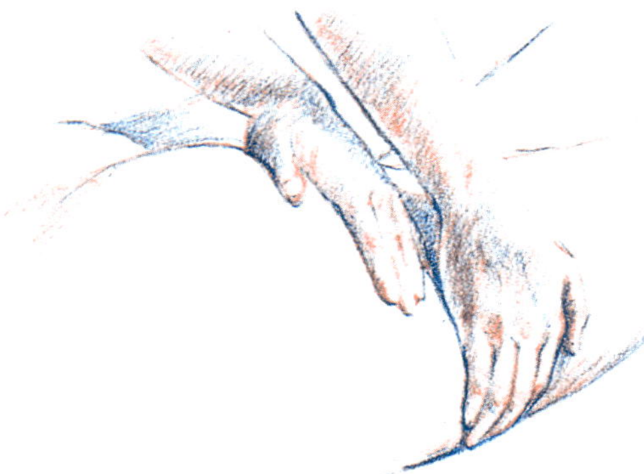

2 Ziehen

Eine Hand liegt, wie oben gezeigt, auf der abgewandten Seite des Rumpfes, der Arme oder Beine. Den Muskel langsam so fest wie möglich hochziehen, die Hand folgt den Körperkonturen. Sanft lösen, vorher die andere Hand aufsetzen und wieder ziehen. In fließenden, überlappenden Bewegungen am Körper hinabfahren.

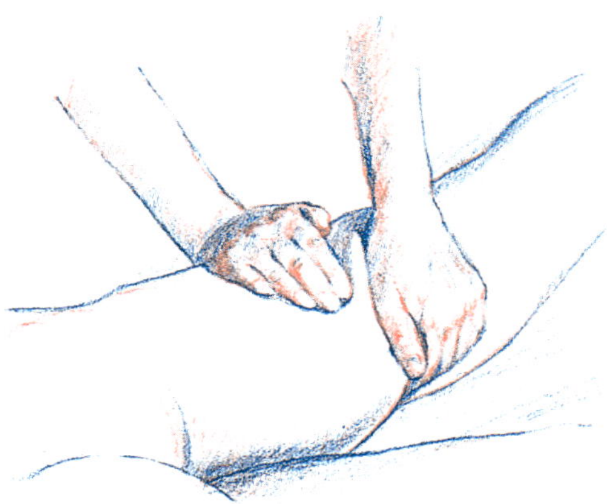

3 Wringen

Neben dem Partner knien, wie oben demonstriert. Mit den Fingern einer Hand das Bein an der abgewandten Seite umschließen, während der Handballen der zweiten Hand auf die andere Beinseite fährt. Hände dicht zusammenlassen und das Gewebe in umgekehrter Richtung verschieben. Kontinuierlich vor- und zurückbewegen, dabei am Bein auf- oder abwärtsarbeiten.

Tiefe Gewebegriffe oder Reiben

Ziel dieser Griffe ist es, in die tieferen Muskelschichten, die Gewebepartien um Knochen und Gelenke vorzudringen. Entgegen dem ersten Eindruck gleiten oder kreisen die Finger und Daumen, mit denen sie zumeist ausgeführt werden, nicht über die Haut, sondern drücken direkt in tieferliegende Schichten. Die Handballenpressung deckt breitere Partien ab und geschieht mit viel Druck. Legen Sie Wert auf gleichförmiges, langsames und bewußtes Massieren, und gehen Sie nicht über die Schmerzschwelle hinaus.

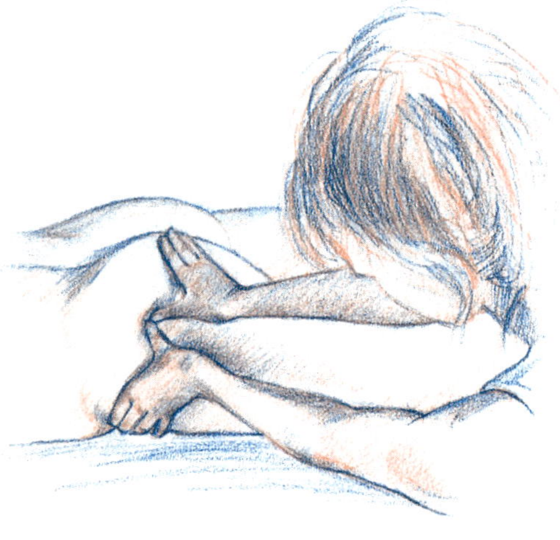

1 Daumendruck

Legen Sie die Daumen auf die knochenumliegenden Weichgewebe nahe einem Gelenk. Die Arme gestreckt lassen und aus der Hüfte vorlehnen, so daß Ihr Körpergewicht Druck auf die Daumen ausübt. Halten, lösen und die Daumen etwas weiter erneut aufsetzen. Das gesamte Gewebe um das Gelenk auf die Art abdecken.

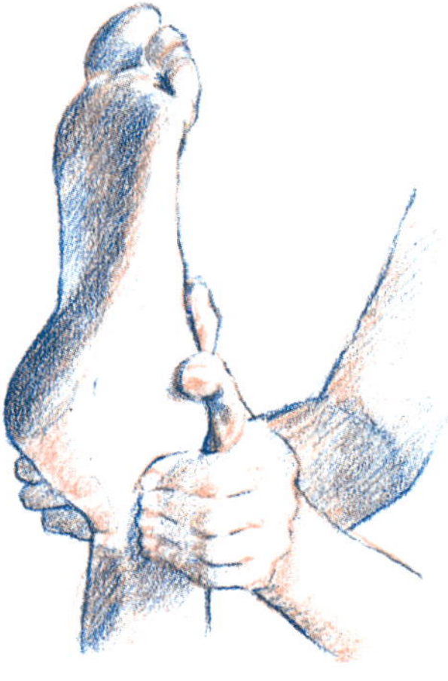

2 Fingerreiben

Finger auf die Gewebe zwischen den Knochen eines Gelenks bringen, wie rechts demonstriert. Mit viel Druck in tiefergelegene Schichten vordringen, dabei die Fingerspitzen kreisen. Feste Kreise ziehen, statt über die Haut zu gleiten, und auf die tiefen Gewebspartien konzentrieren. Den ganzen Bereich um das Gelenk bearbeiten.

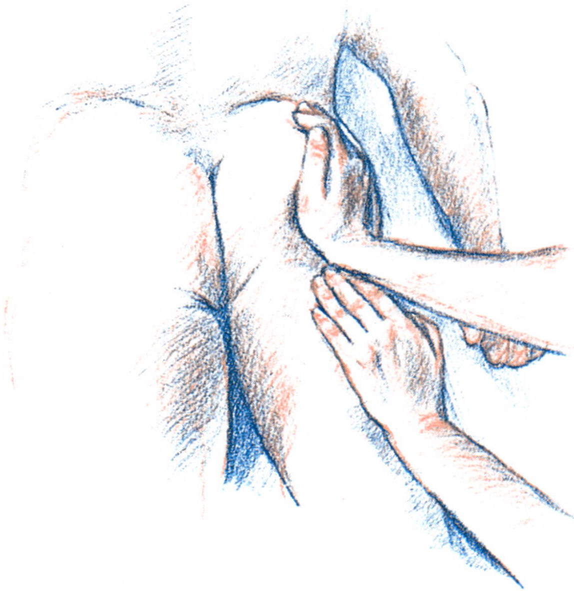

3 Handballendruck

Handballen tief ins Gewebe drücken, wie oben zu sehen, und die Hände langsam nacheinander am Körper nach oben schieben. In rhythmischem, kraftvollem Fluß das Gewebe wegdrücken, Handballen lösen und hinter dem Ballen der zweiten Hand erneut aufsetzen.

Klopfende Griffe

Klopfende oder trommelnde Griffe fördern die Durchblutung und lösen Muskelverspannungen. Weil sie in der Regel geräuschvoll und energisch sind, wendet man sie eher in stimulierenden als in beruhigenden Massagen an. Das mag jedoch individuell unterschiedlich sein. Zu Anfang schüttelt man die Hände aus, um die Handgelenke zu lockern. Die Schläge prallen leicht auf die Haut, so als federe ein Gummiball auf dem Boden. Kein Klopfen auf der Wirbelsäule und sonstigen vorstehenden knochigen Bereichen anwenden.

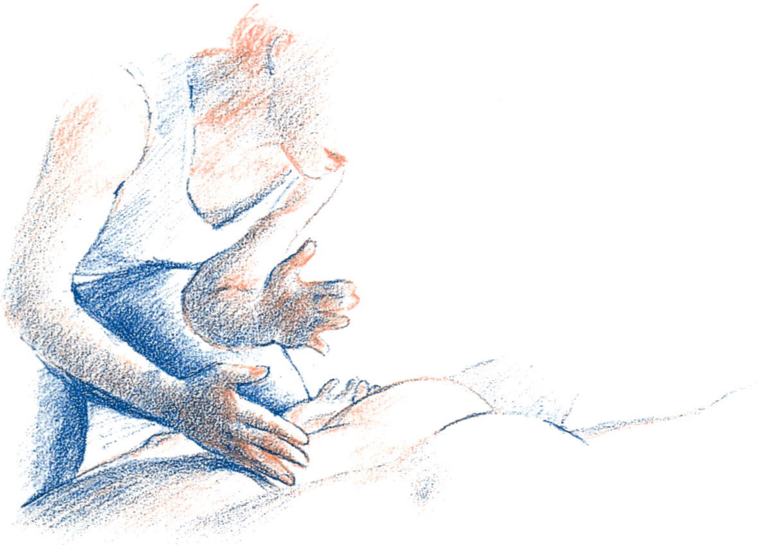

1 Hacken

Die ersten drei Finger liegen zusammen, die kleinen Finger sind etwas abgespreizt und dämpfen die Aufprallenergie. Mit lockeren Handgelenken Hände in rascher Folge auf und ab bewegen. In der Luft üben, dann in leichten, schnellen Schlägen auf den Körper fallen lassen und entlang der Muskeln arbeiten.

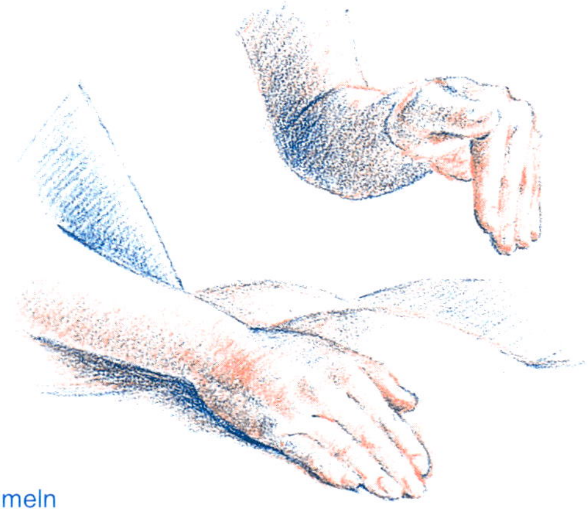

2 Bogentrommeln

Mit fast gestreckten Fingern die Hände, wie oben gezeigt, wölben. Die Daumen befinden sich eng an der Handfläche. Abwechselnd mit den Händen flink und rhythmisch auf das Gewebe schlagen, wie zuvor bei Schritt 1. Durch die Bogenhaltung entsteht ein Vakuum und damit ein klatschendes Geräusch bei jedem Aufprall auf die Haut.

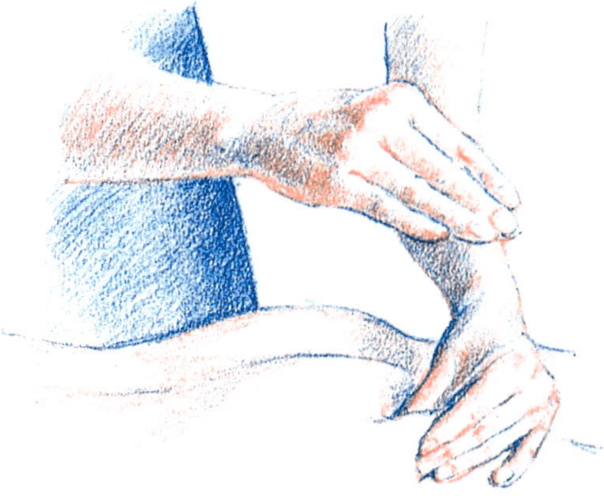

3 Kneifen

Nehmen Sie, wie oben zu sehen, kleine Gewebsabschnitte zwischen Daumen und Finger. In rascher Folge hochziehen und fallen lassen. Das Gewebe dabei leicht kneifen.

Grundtechniken des Shiatsu

Druck und Dehnen sind die Techniken, auf denen die asiatische Heilkunst Shiatsu in der Hauptsache beruht. Es handelt sich um eine vielseitige Therapie, da mit verschiedenen Körperteilen operiert wird. Die Abbildungen zeigen drei der häufigsten Griffe. Achten Sie auf entspannte Schultern, die Beine sind geöffnet und geben eine feste Basis. Wichtig ist, den Körper kontrolliert einzusetzen und dennoch entspannt zu bleiben. Sämtliche Bewegungen kommen aus dem Hara. Bei der Druckausübung atmen Masseur und Massierter gemeinsam aus. Halten Sie mit beiden Händen Körperkontakt, während eine Hand arbeitet, liegt die andere als ruhender Pol auf dem Körper. Um der Deutlichkeit willen ist der Massageempfänger auf unseren Illustrationen nackt; üblicherweise behält man bei Shiatsu jedoch seine Kleidung an.

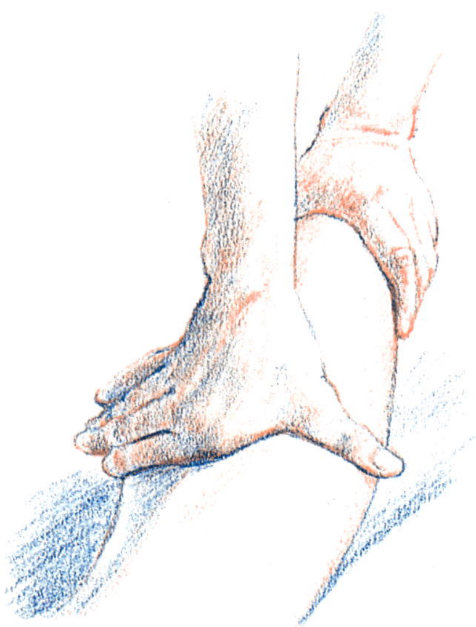

1 Shiatsu – »Drachenmaul«-Griff
Daumen weit von den übrigen Fingern abspreizen und beide Hände über Arm oder Bein des Partners legen. Über die Innenseite von Daumen und Zeigefingern Druck ausüben, Arme gerade halten, Schultern und Finger entspannen. Ein für die Nackenpartie ebenfalls sehr nützlicher Griff (siehe Schritt 3, Seite 70).

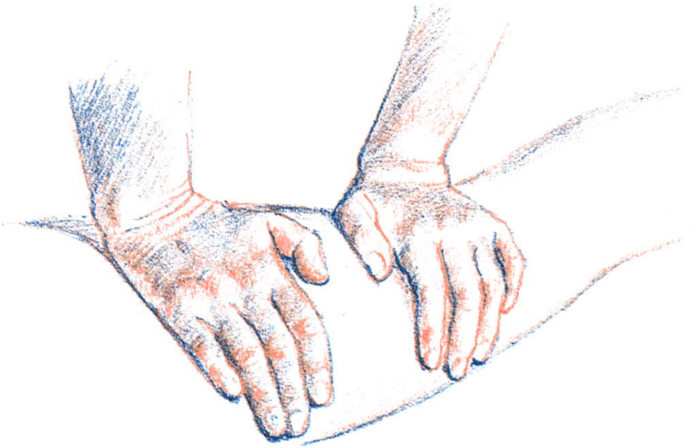

2 Shiatsu – Handteller- und Handballendruck

Wie oben illustriert, Handteller auf den Körper legen. Die Druckausübung erfolgt wie in Schritt 1; je mehr Körpergewicht Sie hineinlegen, desto mehr Druck erzielen Sie. Für größtmögliche Präzision hauptsächlich mit den Handballen Druck ausüben, während die übrige Hand leichten Körperkontakt hält.

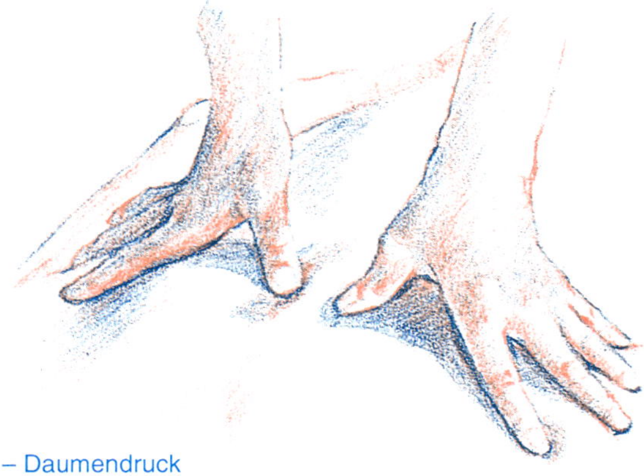

3 Shiatsu – Daumendruck

Daumenkuppen in oben gezeigter Weise aufsetzen. Die Finger liegen leicht auf dem Körper; sie sind Ihnen Stütze, dem Partner vermitteln sie ein sicheres Gefühl. Langsam aus der Hüfte vorlehnen; bringen Sie mit Ihrem Körpergewicht mehr Druck auf die Daumen. Arme gerade halten, ohne sie zu verkrampfen. Druckstärke nach und nach aufbauen, ein paar Sekunden halten, dann loslassen.

Häufige Beschwerden

Nachfolgend stellen wir eine Reihe von Berührungstechniken vor, die rasche Abhilfe bei einer Vielzahl häufiger Beschwerdebilder schaffen. In der Regel handelt es sich um klassische Massagegriffe, daneben werden auch wirkungsvolle Shiatsu-Techniken erläutert. Die Abbildungen auf den Seiten 43 und 44 sind ein nützlicher Wegweiser, der hilft, bestimmte Beschwerden exakt zu lokalisieren und auf Anhieb die probate Therapie zu finden.

Es ist sinnvoll, mit einer Ganzkörpermassage (Seiten 45 bis 62) zu beginnen, da diese neben den Grundgriffen auch den richtigen Umgang mit dem eigenen Körper lehrt. Wenn Sie auf dem Boden arbeiten, achten Sie sorgfältig auf Ihre Haltung, und vermeiden Sie es, den Partner zu rempeln oder anzustoßen. Wichtig ist, daß Sie Ihre Position als bequem empfinden, da sich jede Mißbefindlichkeit automatisch auf den Partner überträgt.

Für regelmäßige Massagen lohnt die Anschaffung eines Massagetisches (siehe Seite 21), weil es damit leichterfällt, sich um den Partner herumzubewegen.

Ein Massageabschnitt wird stets mit dem Zentrieren und erstem, sanftem Hautkontakt zum Empfänger (siehe Seite 23f.) eröffnet. Erst dann folgen allmählich und behutsam die eigentlichen Griffe. Vergessen Sie nie, daß das Wohlbefinden entscheidender Aspekt bei der Heilung ist, die fürsorgliche Berührung Vertrauen und Sicherheit gibt.

Bei gezielten Griffen, die bestimmte Körperbereiche von Beschwerden befreien, ölt man das entsprechende Gebiet zunächst großflächig ein, es sei denn, man arbeitet mit Shiatsu-Techniken, oder der Empfänger behält seine Kleidung an. Bei Shiatsu hat sich anfängliches Handauflegen bewährt, um den Körper für die Berührungen bereitzumachen, bevor man richtig einsteigt.

Vor allem bei verkrampften und steifen Muskeln sollen die Griffe durchaus intensiv sein und sich bisweilen sogar unangenehm bis schmerzähnlich anfühlen. Lassen Sie sich hier jedoch unbedingt von den Empfindlichkeiten des Massierten leiten. Ermuntern Sie den Partner, Ihnen mitzuteilen, welche Berührungen gut und welche weh tun. Bei Beschwerden, die trotz Massage anhalten oder besonders arg sind, sollte der Arzt aufgesucht werden.

Dieses Buch ist nicht als Anleitung zu Diagnose und »Do-it-yourself-Wunderkuren« gedacht, vielmehr als Hilfe bei kleineren und schon diagnostizierten Beschwerden. Und vor Massagebeginn steht unbedingt die Lektüre der Seiten 143 bis 151 über Muskel- und Bänderrisse, Zerrungen, Verstauchungen und Arthritis und Gegenindikationen zur Massage. Bei Berücksichtigung dieser einfachen Punkte bietet die fürsorgliche Berührung eine bemerkenswerte physische und psychische Therapie, die die natürlichen Körperheilkräfte zuverlässig auf den Plan ruft.

Wo tut es weh?

Damit Sie rascher die verschiedenen Techniken finden, sind die Beschwerden jeweils unter den am häufigsten betroffenen Körperbereichen aufgeführt. Diese werden später nach ihrer Reihenfolge, am Kopf beginnend bis tief zu den Füßen, im Detail behandelt.

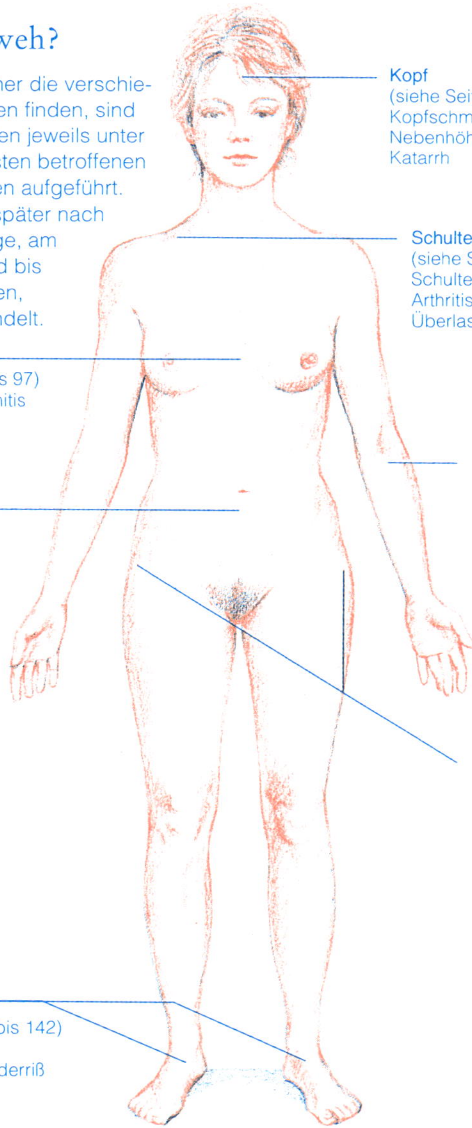

Kopf
(siehe Seite 63 bis 75)
Kopfschmerzen
Nebenhöhlenverstopfung
Katarrh

Schultern
(siehe Seite 77 bis 90)
Schultersteifheit
Arthritis
Überlastung

Brust
(siehe Seite 91 bis 97)
Erkältung, Bronchitis
Asthma

Arme
(siehe Seite 98 bis 104)
Muskel- und Bänderriß
Zerrungen, Verstauchungen
Arthritis
Tennisellbogen
Krämpfe

Magen, Bauch
(siehe Seite 105 bis 113)
Verdauungsbeschwerden
Übelkeit
Verstopfung
Blähungen
Menstruationsbeschwerden

Hüftgelenke
(siehe Seite 115 bis 130)
Arthritis
Hüftschmerzen

Füße
(siehe Seite 131 bis 142)
Verstauchung
Muskel- und Bänderriß
Arthritis
Krämpfe
Müde Füße

Ganzkörper
(siehe Seite 45 bis 62)
Angst
Depressionen
Streß
Müdigkeit
Schlaflosigkeit

Hals/Nacken
(siehe Seite 77 bis 90)
Nackensteifheit
Arthritis
Überlastung

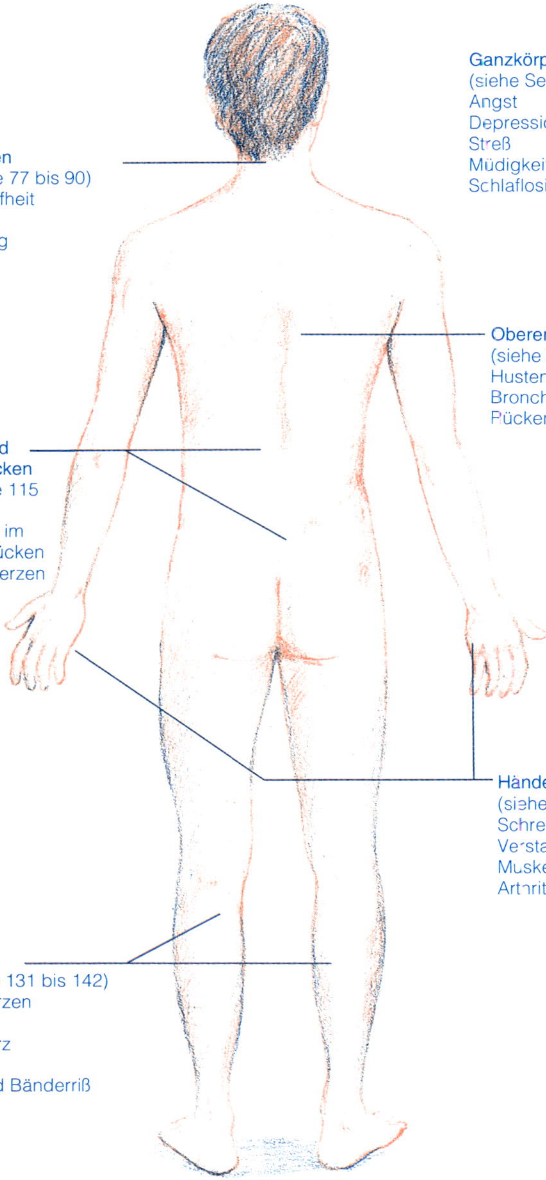

Oberer Rücken
(siehe Seite 79 bis 90)
Husten, Erkältung
Bronchialinfektion
Rückenschmerzen

Mittlerer und unterer Rücken
(siehe Seite 115 bis 130)
Schmerzen im mittleren Rücken
Kreuzschmerzen
Ischias

Hände
(siehe Seite 98 bis 104)
Schreibkrampf
Verstauchung
Muskel- und Bänderriß
Arthritis

Beine
(siehe Seite 131 bis 142)
Beinschmerzen
Krämpfe
Knieschmerz
Zerrung
Muskel- und Bänderriß
Arthritis

Ganzkörpermassage

Eine Ganzkörpermassage ist eine wunderbar erfüllende und entspannende Erfahrung, die Körper und Seele gleichermaßen guttut. Indem sie die Durchblutung anregen, das Nervensystem beruhigen, die Muskeln entspannen und allgemeines Wohlbefinden vermitteln, erweisen sich Massagen als einzigartiges Mittel der Gesundheitspflege. Die Behandlung des gesamten Körpers steigert das Körperbewußtsein, das Gefühl für unsere Ganzheit wächst. Wenn Streß und Hektik des modernen Alltags uns zu überrollen drohen, hilft Massage gegen Entfremdung und läßt uns wieder eins werden mit unserem Körper. Die vorgestellte Massagefolge dauert rund eine Stunde und berücksichtigt nacheinander sämtliche Körperbereiche. Natürlich sind viele andere Vorgehensweisen möglich. Mit ein wenig mehr Erfahrung werden Sie eine Reihe weiterer Techniken entdecken und diese immer neu zusammenfügen. Lenken Sie Ihre ungeteilte Aufmerksamkeit auf Ihre Hände und die Reaktionen des Partners. Bringen Sie Ihren ganzen Körper in Einsatz, alle Bewegungen fließen aus Hara (siehe Seite 23) und Becken. Verstehen Sie die Massage als eine Art Tanz oder Meditation, gleiten Sie rhythmisch und geschmeidig über den ganzen Körper Ihres Partners.

Schlaflosigkeit, Müdigkeit, Angst und Depressionen

Psychische und physische Überaktivität sind Hauptursache für sämtliche der genannten Störungen. Sie sind jeweils »Warnsignale« des Körpers. Einfühlsame Massagen mit ätherischen Ölen bringen die dringend nötige Entspannung. Bei Schlaflosigkeit hilft Kamillenöl (siehe Seite 28), bei Müdigkeit und Depressionen Bergamott-, bei Ängstlichkeit oder Niedergeschlagenheit bringt Lavendelöl Abhilfe. Vor Massagebeginn lesen Sie bitte die Hinweise über die Gegenindikationen (Seite 151).

Achtung:

Bei schwerwiegenden Depressions- oder Angstzuständen sollte unbedingt ein Arzt konsultiert werden.

1 Rücken einölen

Ihr Partner liegt auf dem Bauch, Sie knien an der Kopfseite. Hände einölen und in Rückenmitte auflegen. Mit geschlossenen Fingern und entspannten Händen die Wirbelsäule entlang nach unten fahren. Statt nur die Schultern einzusetzen, von der Hüfte aus den gesamten Körper vorlehnen. Am Ende die Hände auseinanderbewegen und über die Rumpfseiten wieder nach oben gleiten.

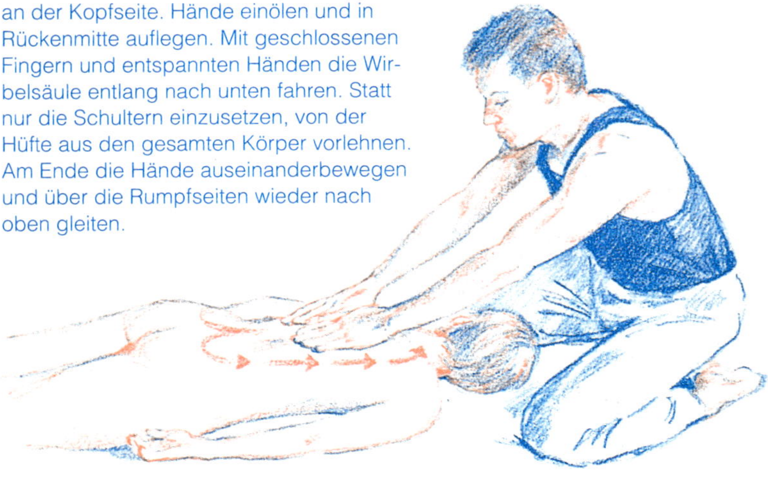

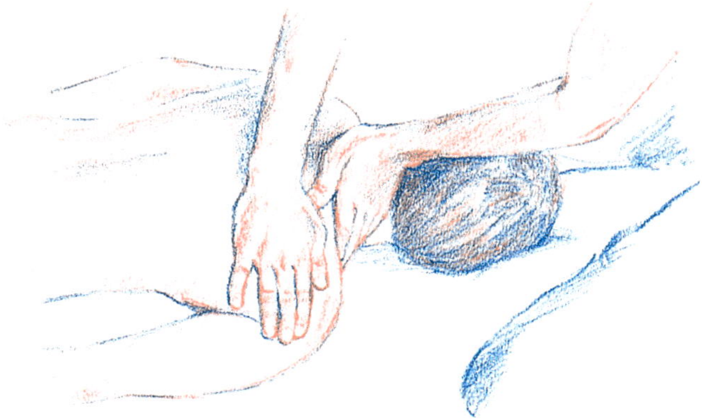

2 Entlanggleiten an der Schulterblattkurve

Während der Partner den Kopf wie im Bild nach links gedreht hat, bearbeiten Sie die rechte Schulter. Dazu mit einer Hand fest über oberen Rücken, Schulterblattkurve und Nacken zu Schädelbasis und Haaransatz gleiten. Die andere Hand nachziehen, Hände kontinuierlich und rhythmisch abwechseln.

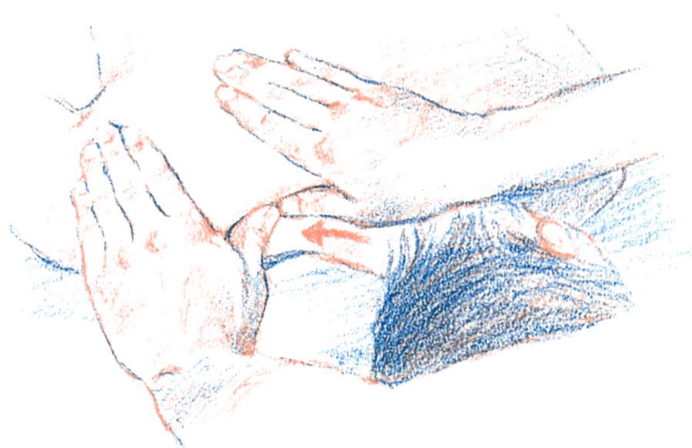

3 Daumenbahnen über der Schulter

Beide Daumen seitlich vom Nacken aufsetzen. Die Finger liegen, wie oben zu sehen ist, auf dem Rücken. Daumen nun in den Kanal zwischen Knochen und Muskel über die Schulter nach außen zum Schultergelenk schieben. Mit jedem Mal die Daumen versetzt auf die Haut bringen, in Bahnen über die gesamte Schulter arbeiten. Kopf des Partners vorsichtig drehen, Schritte 2 und 3 auf der anderen Schulterseite wiederholen.

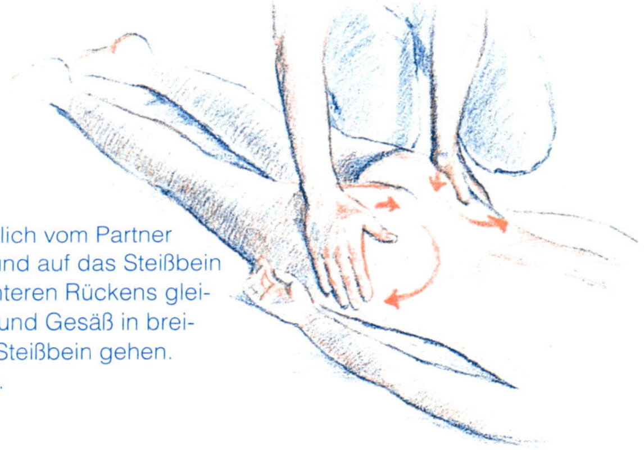

4 Gesäß einölen

Mit Blick zum Kopf seitlich vom Partner knien. Hände einölen und auf das Steißbein legen. Zur Mitte des unteren Rückens gleiten, dann über Hüften und Gesäß in breitem Kreis zurück zum Steißbein gehen. Mehrmals wiederholen.

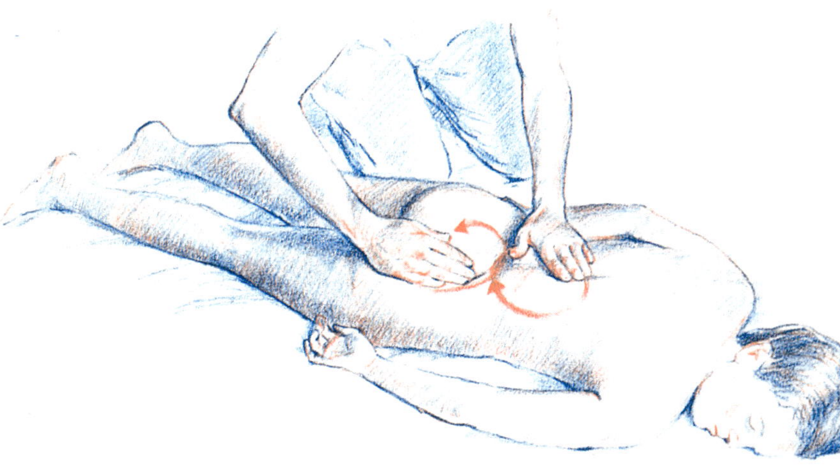

5 Kreisen am unteren Rücken

Ihre Position ist unverändert, während Sie mit beiden Händen entgegengesetzte, überlappende Kreise auf dem unteren Rücken des Partners beschreiben. Die Hände arbeiten mit mehr Druck, wenn sie zu Rückenmitte und Gesäß hin gleiten. Ziehen Sie die Kreise langsam.

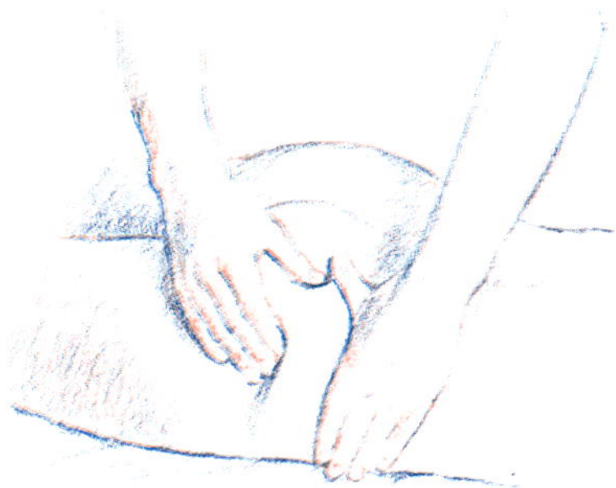

6 Gesäß und Rumpfseiten kneten

Drehen Sie sich so, daß Sie nicht mehr den Kopf, sondern die Rumpfseite des Partners im Blick haben. Mit beiden Händen das Gewebe großzügig fassen. Die Muskulatur beherzt durchkneten, dabei über die Rumpfseite hinauf zur Schulter und wieder hinunter arbeiten. Auf der anderen Körperseite wiederholen.

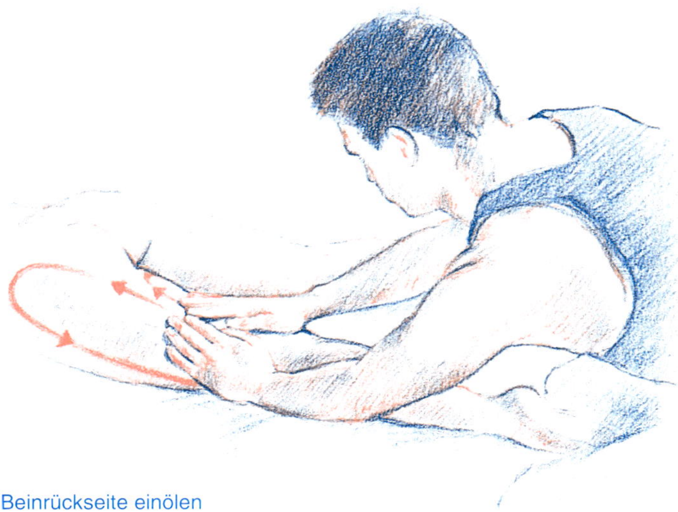

7 Beinrückseite einölen

Vor einem Fuß des Partners niederknien. Die geölten Hände liegen auf der Fußgelenkrückseite und der unteren Wade. Langsam zum Oberschenkel fahren, die Hände teilen, Hüftgelenk und Oberschenkelinnenseite fassen. Nicht zu dicht an den Genitalbereich arbeiten. Das Bein umschließen und Hände hinunter zum Fuß ziehen, über Sohle und Zehen fahren, loslassen. Das Streichen wiederholen.

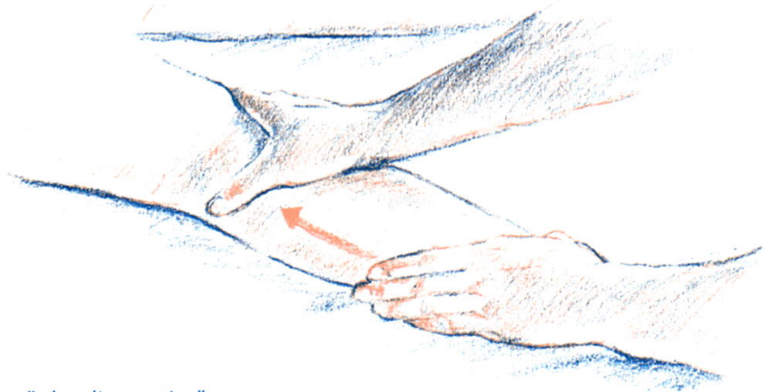

8 Beinrückseite »entwässern«

Mit gewölbten Händen abwechselnd vom Fuß zum Oberschenkel hinauffahren. Die Finger halten den Kontakt zur Beinseite. Das Gewebe mit rhythmischen Strichen fest nach oben schieben. Stimmen Sie die Druckstä'ke mit dem Partner ab. Darauf achten, daß die Beine hinten und an den Seiten gleichermaßen entwässert werden.

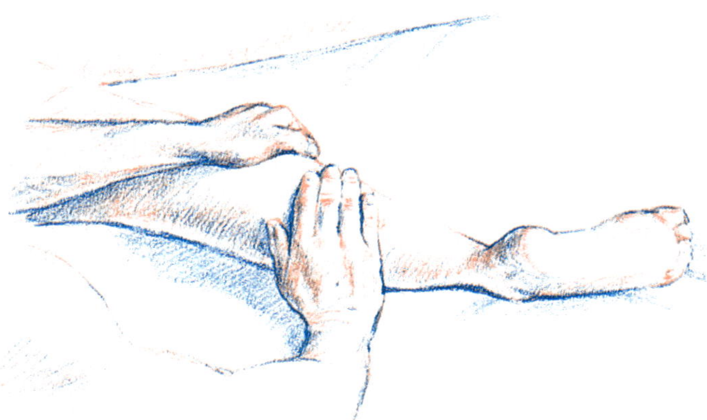

9 Beinrückseite wringen

Knien Sie als nächstes in Oberschenkelhöhe des Partners nieder. Die Hände liegen auf seinem Oberschenkel. In einer Wringbewegung das Gewebe langsam gegeneinander verschieben (siehe Seite 33). Mit Druck arbeiten, den behandelten Abschnitt dabei dehnen. Die Hände jeweils für kurze Zeit parallel auf die Haut bringen, bevor Sie den Wringgriff erneut ausführen. Auf diese Weise am Bein hinab bis zum Fußgelenk arbeiten.

10 Unterschenkel heben

Sitzen oder knien Sie seitlich des Partners. Während eine Hand knapp über der Kniekehle ruht, hebt die andere Hand den Unterschenkel, bis dieser senkrecht zum Boden ist.

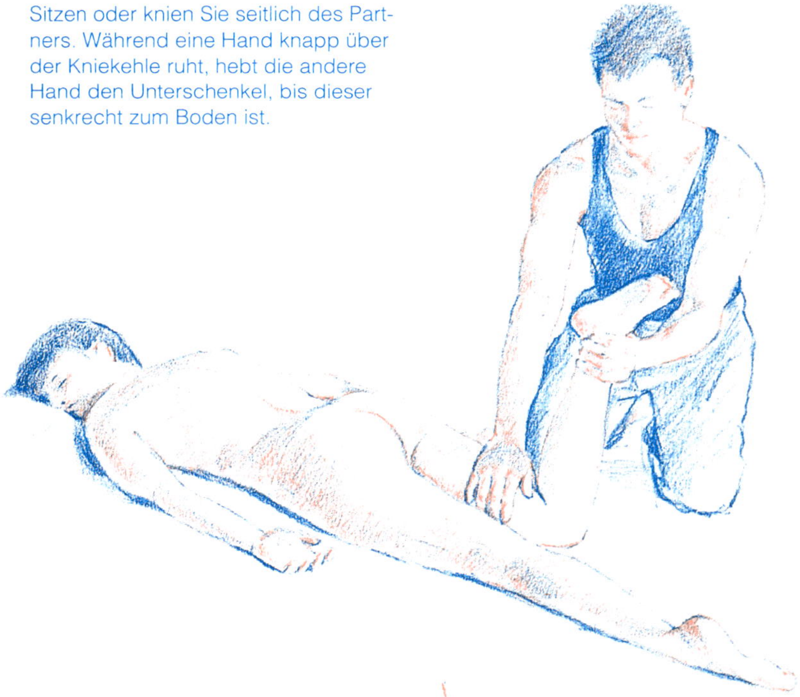

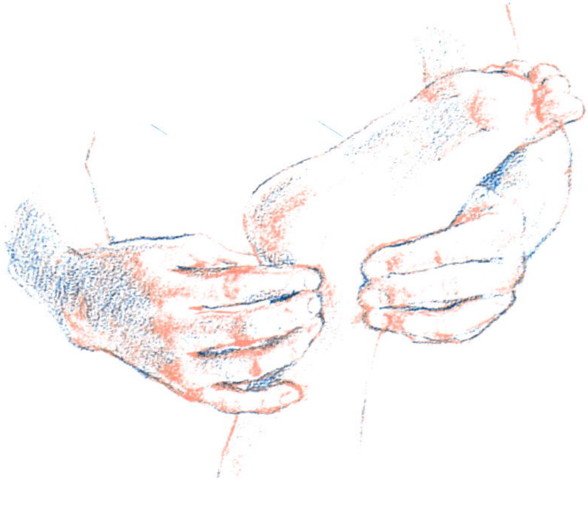

11 Fußgelenk entspannen

Mit Fingern und Daumen langsam und einfühlend um die Fußknöchel arbeiten. Wie links gezeigt, in die Weichteile zwischen den Knochen drücken, kräftige Striche und Kreise ausführen. Konzentriert den ganzen Bereich um Fußgelenk und Knöchel auf diese Art behandeln.

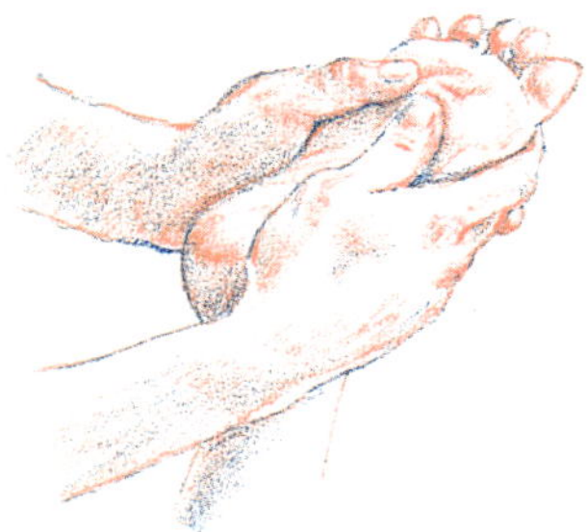

12 Daumendruck an der Fußsohle

Mit beiden Händen der Fuß fassen, Daumen wie links illustriert auf die Fußsohle bringen. Mit festem Druck von der Ferse bis zur Zehenbasis kleine Kreise beschreiben. Langsam arbeiten, jede Mulde und Erhöhung bewußt wahrnehmen. Ab Schritt 7 das ganze am anderen Bein ausführen.

13 Streichen an Schulter und Nacken

Bitten Sie Ihren Partner, sich auf den Rücken zu drehen, während Sie nahe bei seinem Kopf knien. Ihre Hand ist gewölbt, der Kopf des Partners ruht sicher darin, Ihr Kinn zeigt zum Schlüsselbein. Legen Sie die freie Hand auf die obere Brust, die Finger weisen zur Körpermitte, die Handballen zur Schulter. Langsam nach außen zum Schultergelenk gleiten. Schulter weich umschließen...

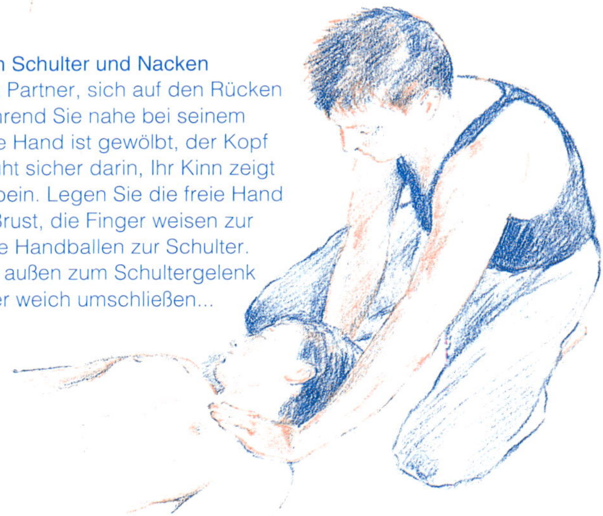

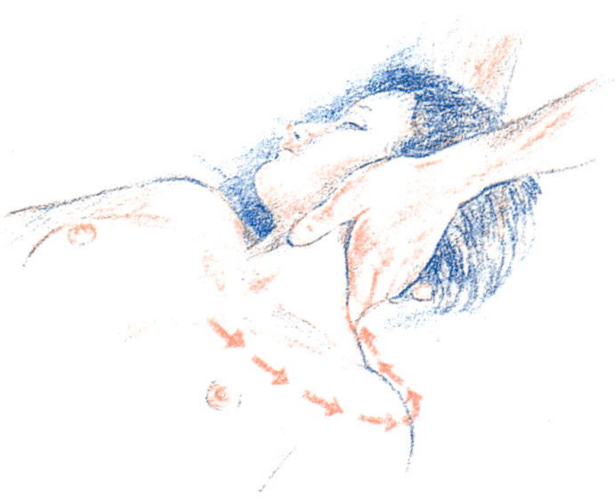

...die Hand drehen, so daß die Finger erneut zur Brustmitte zeigen. Mit der ganzen Hand entlang dem »V« zwischen Schlüsselbein und Halsmuskel zur Brust fahren. Den Hals selbst aussparen. Das Ganze mehrmals wiederholen. Dann den Kopf des Partners drehen und die Übung auf der anderen Schulterseite ausführen.

Anschließend die Finger langsam und fest nach hinten in den Nacken ziehen. Bis zur Schädelbasis fahren. Über die knochige Oberfläche gleiten, dann die Finger allmählich lösen, bis die Haut nur noch von den Fingerspitzen berührt wird.

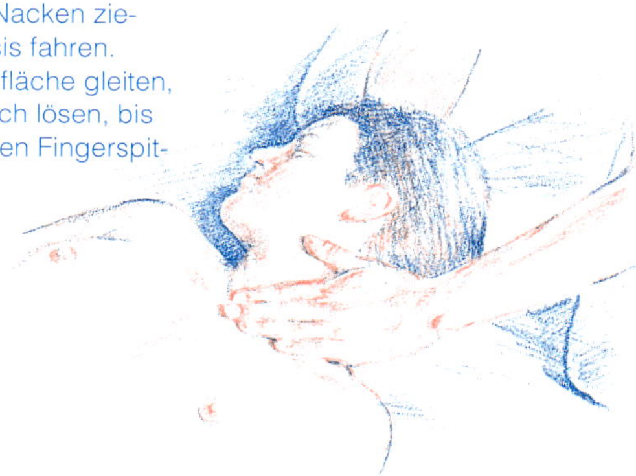

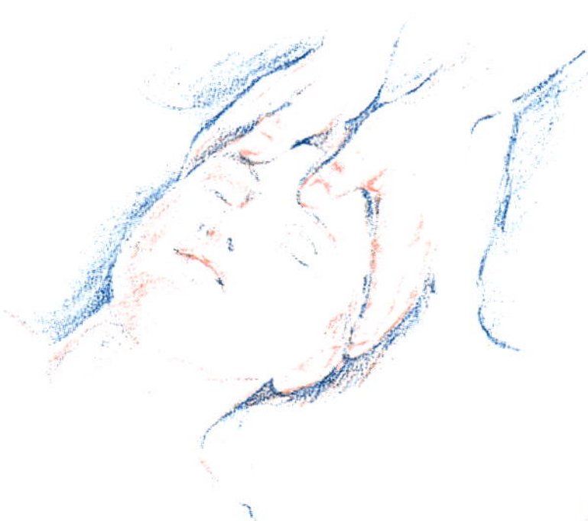

14 Daumenstreichen auf der Stirn

Über dem Kopf des Partners sitzen und Daumen in Stirnmitte auflegen. Die Finger stützen den Kopf an den Seiten, während Sie die Daumen langsam auseinanderziehen bis zum seitlichen Haaransatz. Lösen, wieder ansetzen, die Bewegung insgesamt mehrmals ausführen.

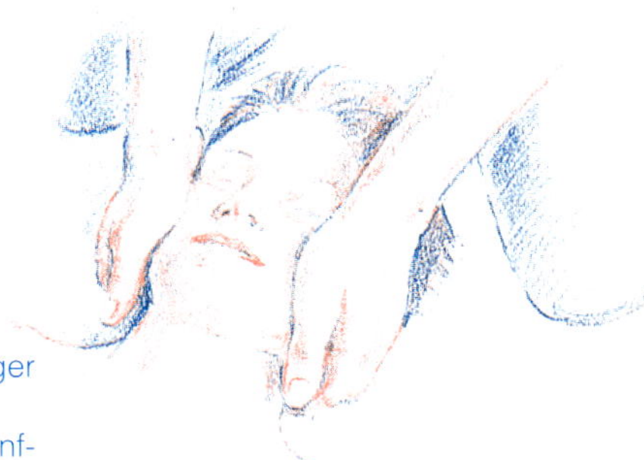

15 Wangen massieren

Handballen nahe der Nasenflügel links und rechts aufsetzen. Die Finger zeigen nach außen zu den Ohren. Hände, wie rechts zu sehen, mit sanftem Druck langsam zu den Ohren auseinanderziehen.

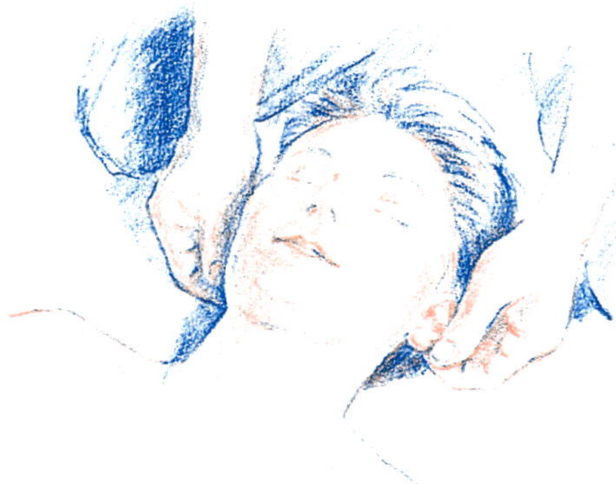

16 Ohren ziehen und kneten

Nehmen Sie als nächstes die Ohren sanft zwischen Daumen und Zeigefinger. Sachte nach außen und unten ziehen. Im Anschluß massieren und zart kneten, dabei, wie oben gezeigt, Struktur und Beschaffenheit der Oh´en bewußt erfühlen.

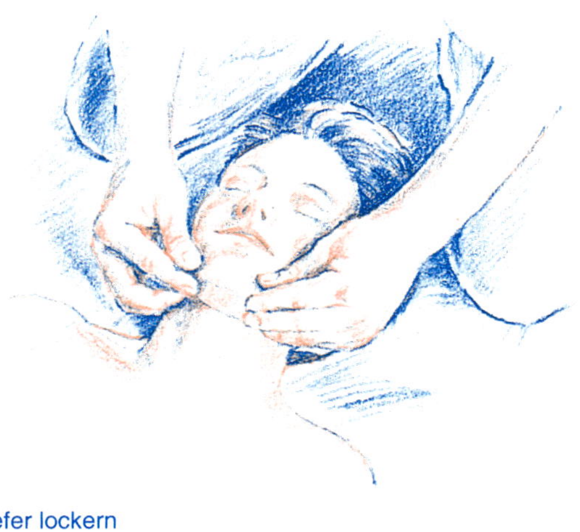

17 Unterkiefer lockern

Kinnspitze sanft zwischen Daumen und Zeigefinger pressen. Dann, wie oben demonstriert, in festem Strich entlang dem Kieferknochen langsam hoch zu den Ohrläppchen fahren.

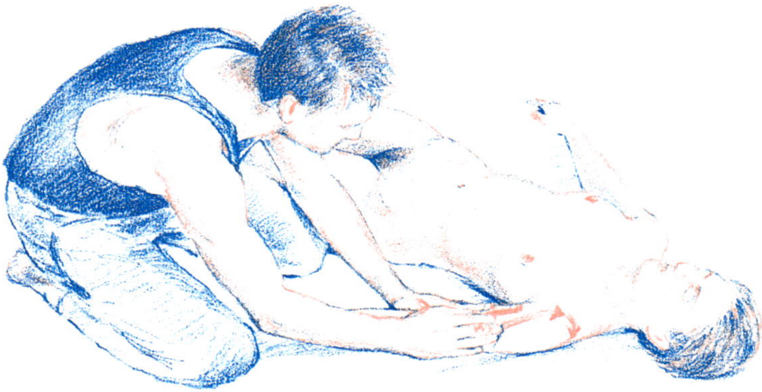

18 Arme einölen

Mit dem Gesicht zum Partner nahe der Hand sitzen oder knien. Die eingeölten Hände in Höhe des Ellbogens auflegen, mit geschlossenen Fingern zur Schulter hinauffahren. Die äußere Hand gleitet über das Schultergelenk, die innere Hand zur Achselhöhle. Dann den Arm mit beiden Händen umschließen und in langem Strich über das Gelenk zur Hand fahren, loslassen. Einige Male wiederholen.

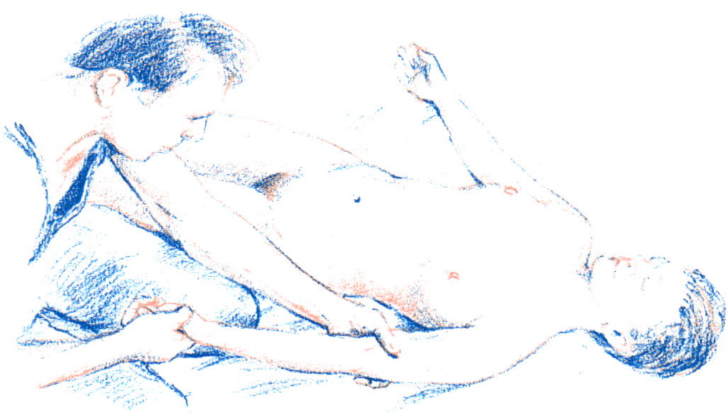

19 Arme »entwässern«

Handgelenk des Partners umfassen, die Handfläche zeigt nach oben. Mit der freien Hand, den Arm zwischen Daumen und Zeigefinger knetend, so weit wie möglich hinaufarbeiten. Den Kontakt am Oberarm kurz unterbrechen, bevor Sie in Handgelenkshöhe, ein Stück weiter rechts oder links, erneut zum Entwässern ansetzen. Den ganzen Arm abdecken.

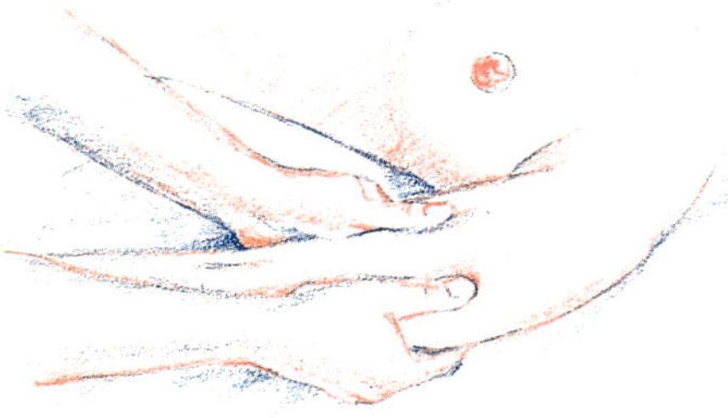

20 Gewebe dehnen am Arm
Den Oberarm des Partners mit beiden Händen fassen. Die Daumen liegen in Armmitte parallel. Mit der ganzen Hand pressen, die Daumen zur Seite auseinanderziehen, dabei das Gewebe dehnen. Etwas tiefer die Daumen erneut auflegen und mit Druck auseinanderziehen. Auf diese Weise allmählich zum Handgelenk hinabwandern.

21 Daumenkneten der Handfläche
Die Handfläche des Partners zeigt nach oben. Die Hand anheben und Daumen aufsetzen. In langsamen Kreisen und mit festem Druck über die gesamte Handfläche kneten.

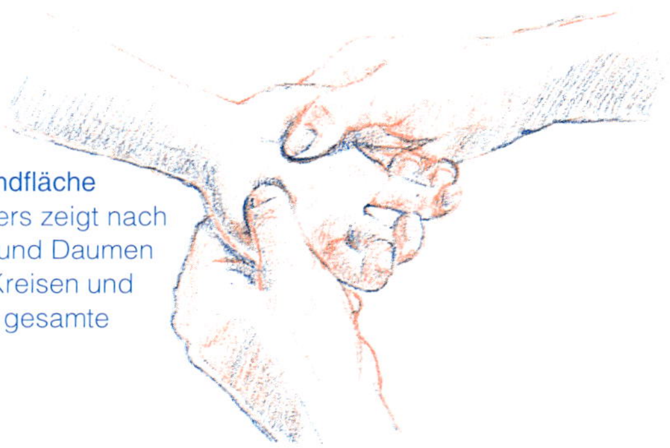

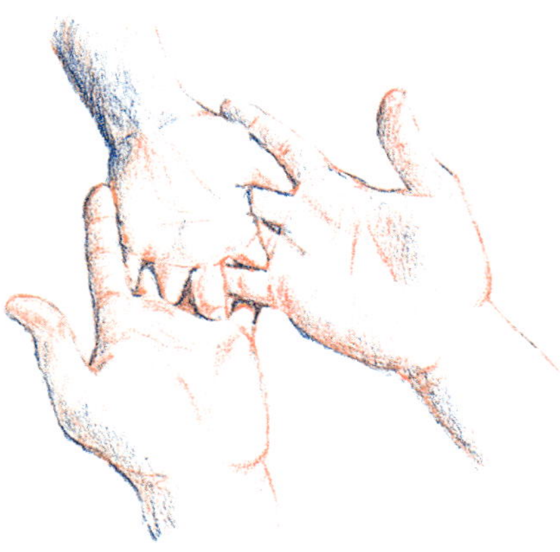

22 Handfläche und Finger dehnen
In links dargestellter Weise Ihre Finger mit denen des Partners verschränken. Die Hand behutsam öffnen, Finger spreizen und Handfläche dehnen. Fragen Sie den Partner, bis zu welchem Punkt die Dehnung angenehm ist.

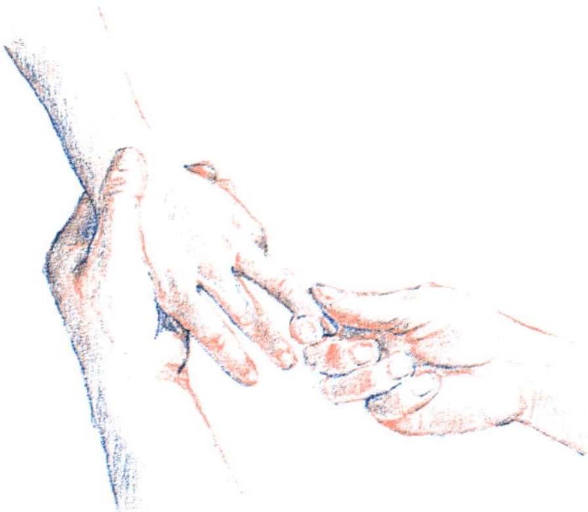

23 Finger ziehen

Handgelenk des Partners greifen und die Handfläche, wie links im Bild, nach unten halten. Finger am Grundgelenk fassen und allmählich mit festem Druck zur Kuppe fahren. Leicht am Finger ziehen, an der Fingerspitze Druck verringern und weggleiten. An jedem Finger ausführen. Ab Schritt 18 am anderen Arm wiederholen.

24 Oberkörper einölen

Sitzen oder knien Sie über dem Kopf des Partners. Vom oberen Brustkorb aus mit geschlossenen Händen langsam und sanft die Körpermitte hinabgleiten. Hände auseinanderbringen und über die Seiten zurück zum Ausgangspunkt kommen. Wiederholen. (An der Rumpfvorderseite die Brüste weitläufig umfahren.)

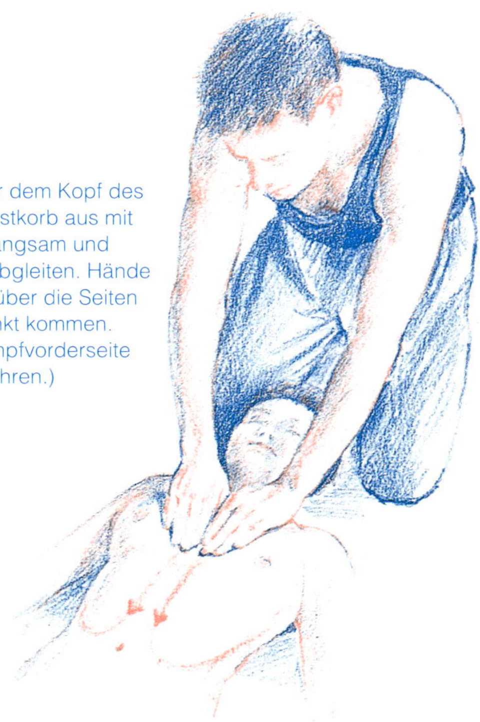

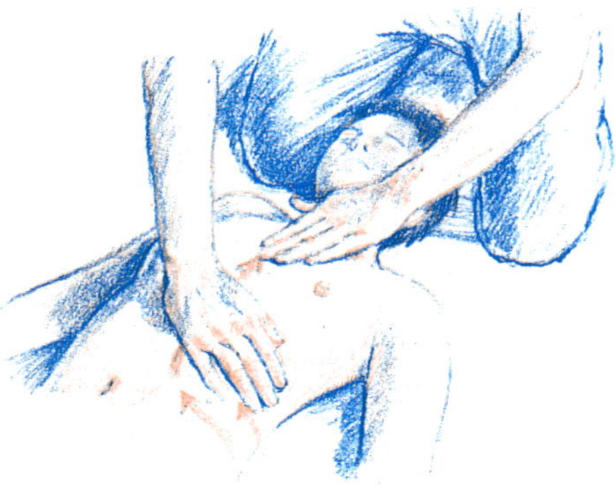

25 Hochziehen der Brustseiten
Eine Hand unten auf einer Seite des Brustkorbs auflegen. In fließender Bewegung über die Seite nach oben zur Brust gleiten; mit abwechselnden Händen jedesmal ein Stück weiter oben ansetzen. Am Ende die Rumpfseite unterhalb der Brust zur Achselhöhle hinaufziehen. Auf der anderen Seite wiederholen.

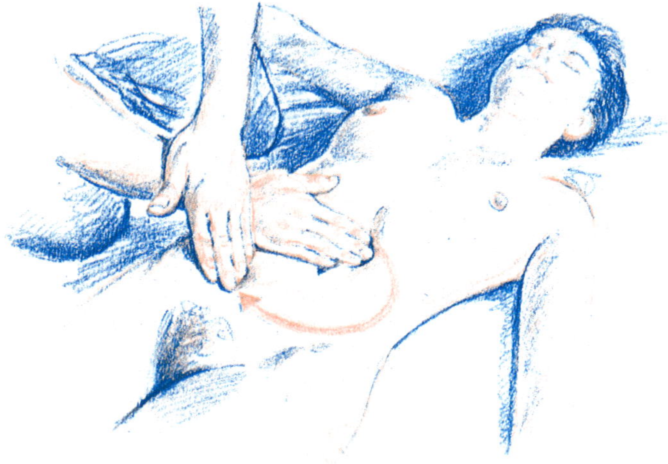

26 Kreisen auf dem Bauch
Rücken Sie an die Seite des Partners. Beide Hände behutsam auf den Bauch legen und einen Moment innehalten. Dann den Nabel im Uhrzeigersinn langsam und großzügig mit beiden Händen umkreisen. Eine Hand hält stets Körperkontakt, wenn Sie die andere Hand lösen und erneut aufsetzen.

27 Beine einölen

Knien Sie am Fuß des Partners. Die eingeölten Hände in Höhe des Fußgelenks auf die Beinvorderseite legen. Mit geschlossenen Fingern die Hände zum Oberschenkel hinaufführen, Hände nach außen trennen, d.h. eine Hand gleitet über die Hüfte, die andere zur Oberschenkelinnenseite. Bein umschließen und hinunter zum Fuß fahren, Griff über den Zehen langsam lösen. Wiederholen.

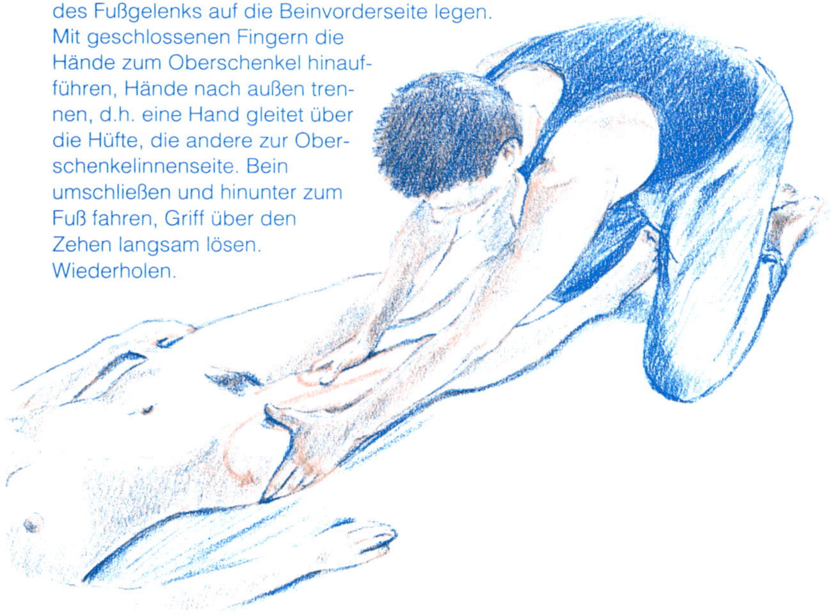

28 Bein »entwässern«

Mit geschlossenen Fingern und abgespreizten Daumen beide Hände in V-Form auf das Bein legen. Hände abwechselnd nach oben führen, Muskeln rechts und links vom Schienbein dabei leicht pressen. Über das Knie mit kräftigem Druck am Oberschenkel empormassieren.

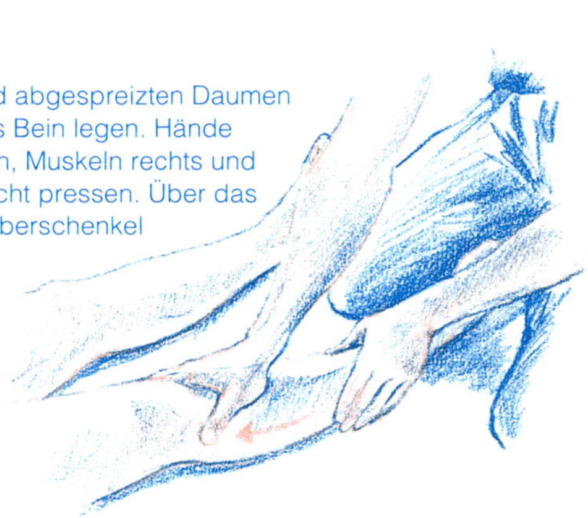

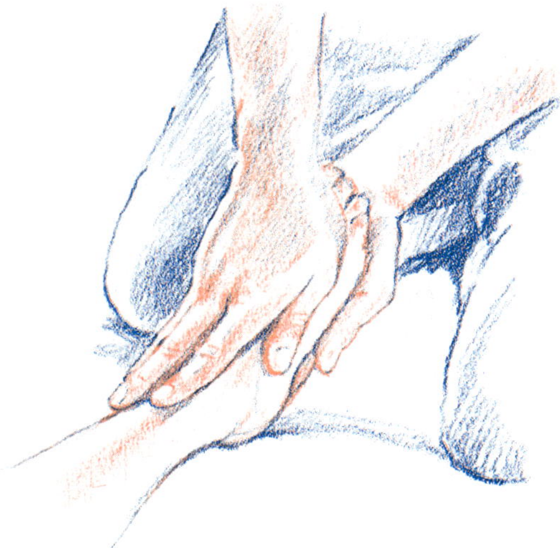

29 Fuß umschließen
Eine Hand liegt auf der Fußsohle des Partners, die andere ruht auf dem Spann. Den Fuß warm und sanft umschließen. Langsam die Hände hochziehen, bis die Fingerspitzen über die Zehenbasis vom Fuß weggleiten. Ein paarmal wiederholen. Dann zum anderen Bein überwechseln und das ganze ab Schritt 27 erneut ausführen.

Verbindende Griffe

Zum Ausklang der Massage ist es für den Empfänger stets angenehm, mit lang fließenden, die einzelnen Körperteile verbindenden Strichen seiner Ganzheit versichert zu werden. Die Berührungen sind zart, berücksichtigen jedoch sämtliche Hautabschnitte, damit das Gefühl der Ganzheit garantiert ist. Achten Sie auch darauf, die Gliedmaßen in voller Länge zu behandeln. Eine zweite Technik des Verbindens besteht im Auflegen beider Hände auf verschiedene Körperbereiche. In jedem Fall werden die Hände am Sitzungsschluß äußerst sanft abgehoben. Breiten Sie ein warmes Badetuch behutsam über den Partner, und gewähren Sie ihm ein paar Minuten genußvoller Entspannung.

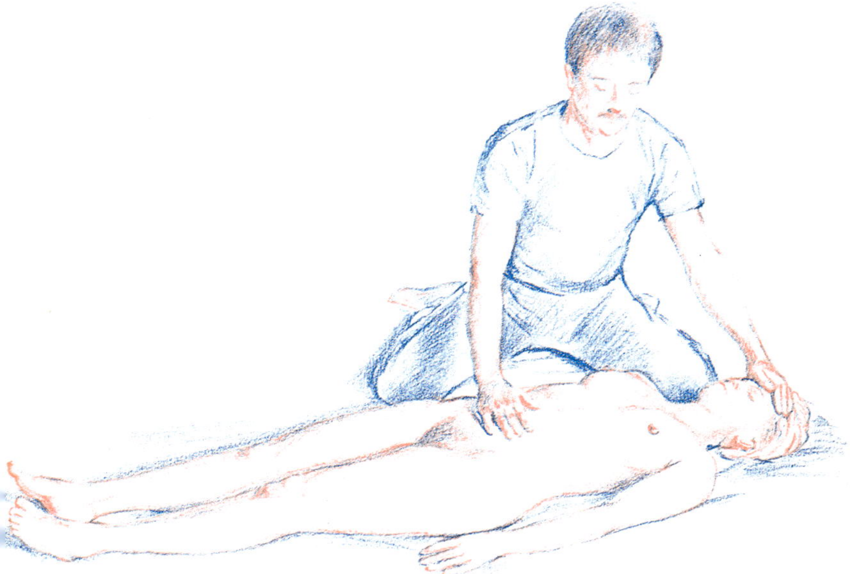

1 Zwei Körperteile verbinden

Sitzen oder knien Sie an der Seite des Partners. Mit einer Hand auf dem Bauch, der zweiten Hand auf der Stirn des Partners schließen Sie die Augen, verbinden Sie die beiden Körperteile durch den stummen Hautkontakt. Konzentrieren Sie sich auf Ihre Hände und den Atemrhythmus des Partners. Nach einer Weile beide Hände sanft abheben.

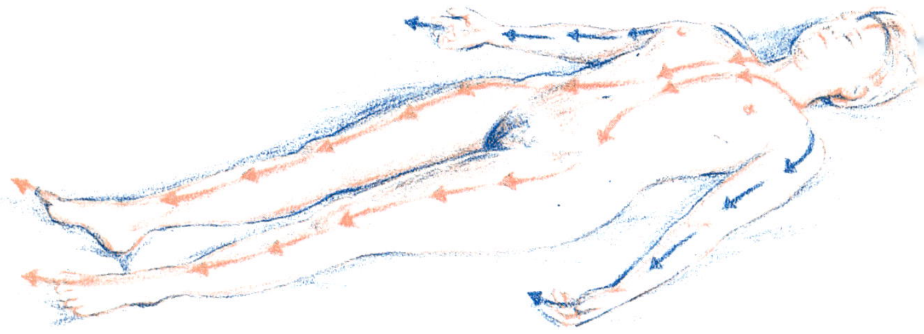

2 Verbindendes Streichen

Mittel- und Ringfinger beider Hände ruhen auf der Stirn des Partners. Von hier aus über den Schädel, an Nacken und Schultern entlang, die Arme hinunter zu den Fingerspitzen gleiten. Finger erneut auf die Stirn legen. Über Kopf, Nacken und vorderen Brustkorb zum Bauch streichen und über die Beine zu den Zehen fahren. Loslassen.

Kopf

Der Kopf ist die Steuerzentrale des Körpers, und vom Schädel sicher geschützt liegt dort das Gehirn – ein bemerkenswert komplexes und geheimnisvolles Organ. Im Kopf befinden sich zudem zwei Chakras oder Energiepunkte (siehe Seite 13), die ihren Sitz an der Körpermittellinie haben. Das Kronenchakra in der Schädelmitte ist mit Seele und Geist gekoppelt, das Pineal- oder Brauenchakra in der Stirnmitte mit klarem Sehen, Intuition und Intellekt. In unserem kopflastigen Kulturkreis ist das Gehirn oft hyperaktiv und überfordert. Statt klarer Gedanken sind Verwirrung und Abgespanntheit die Konsequenz. Fühlbares Symptom sind vielfach Kopfschmerzen. Natürlich können Kopfschmerzen auch anders motiviert sein; zu den Hauptursachen zählt Streß, der Verspannungen in Hals, Nacken, Schultern und Kopfhaut nach sich zieht. Oft sind auch verstopfte Nebenhöhlen, Erkältung oder Grippe schuld, neben menstruationsbedingtem Kopfweh, Kopfschmerzen infolge von Schleudertrauma oder Hals-/Nackenverletzungen. Nicht zu vergessen die Migräne, ein permanenter, pochender Kopfschmerz, der oft mit Übelkeit und Erbrechen einhergeht. Massage und Shiatsu bieten wirkungsvolle Behandlungsmöglichkeiten für Kopfschmerz und Nebenhöhlenvereiterung, die auf den nächsten Seiten vorgestellt werden.

Massage gegen Kopfschmerzen

Weil eine Unterscheidung der verschiedenen Arten von Kopfschmerzen oft schwerfällt, finden Sie nachfolgend eine Auswahl von Massagesequenzen. Es empfiehlt sich, die diversen Griffe auszuprobieren, um sich auf die Techniken zu konzentrieren, die für den Empfänger am angenehmsten scheinen. Auf dieser Seite wird der Partner im Liegen massiert, während er auf den Seiten 66 bis 68 auf einem Stuhl sitzt. Die Griffe auf Seite 67f. wirken beruhigend und entspannend und sind Teil altindischer Massagekunst. Kamille- und Lavendelöl helfen gegen Kopfschmerzen (siehe Seite 28), mit Migräne wird Melissenöl am besten fertig. Der Griff unter Schritt 2, das Kreisen auf den Schläfen, erweist sich oft als besonders wertvoll. Mit einer kalten Kompresse (siehe Seite 145) auf der Stirn in einem abgedunkelten Raum zu liegen bringt ebenfalls gute Resultate. Schließlich bewirken auch Schulter-, Nacken- und Rückenmassagen (siehe Seite 84 bis 89) einige Erleichterung. Schleudertrauma-Patienten, die unter ständigem Kopfweh leiden und öfter Schmerzen im Arm haben, sollten sich von einem Osteopathen oder Allgemeinarzt auf Gelenkschäden untersuchen lassen.

Achtung:

Bei plötzlichen, heftigen Kopfschmerzen in Verbindung mit Nackensteifheit, Rückensteifheit, Fieber, Gliederschwäche, Schwindel oder Verwirrtheit, beeinträchtigtem Sehvermögen und/oder epileptischen Anfällen muß dringend ein Arzt aufgesucht werden.

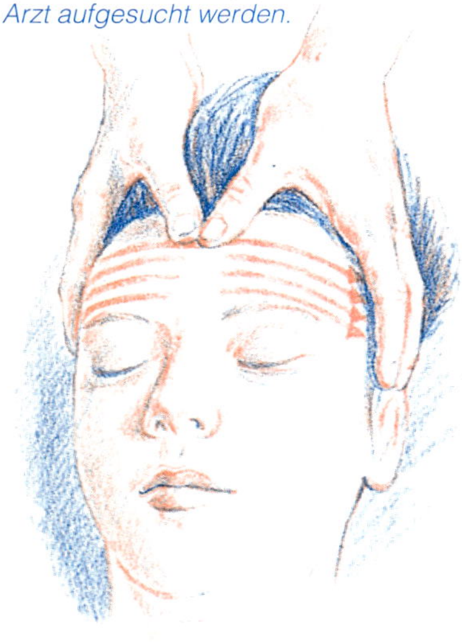

1 Daumenbahnen auf der Stirn

Sitzen Sie am Kopf des Partners, und legen Sie die Daumen in Stirnmitte knapp über den Augenbrauen auf. Ihre Finger stützen den Kopf seitlich. Daumen mit Druck langsam über die Schläfen zum seitlichen Haaransatz ziehen und lösen. Auf die Art übereinanderliegende Bahnen ziehen und bis hinauf zum Haaransatz die ganze Stirn abdecken.

2 Pressen und Kreisen der Schläfen

Zu Anfang drücken Sie mit den Fingerkuppen etwa 10 Sekunden gegen die Schläfen des Partners. Druck allmählich mildern und Finger langsam kreisen. Erkundigen Sie sich beim Partner, welche Druckstärke ihm angenehm ist.

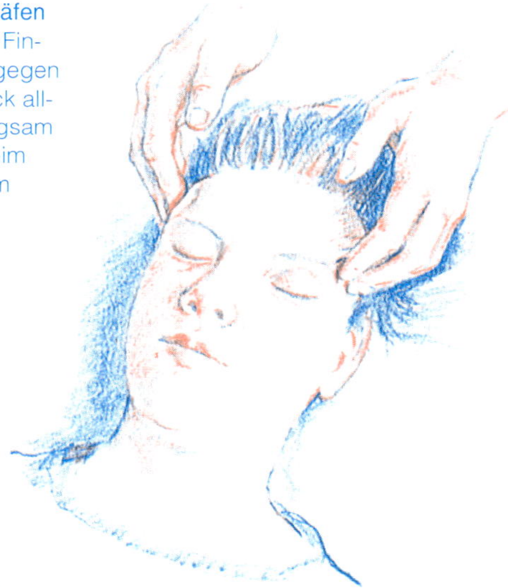

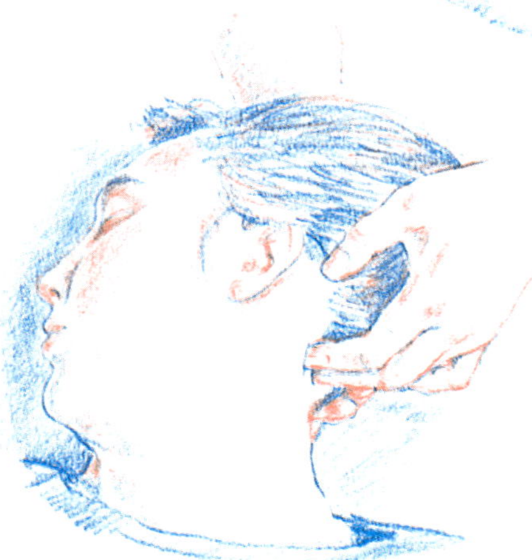

3 Fingerdruck an der Schädelbasis

Den Kopf des Partners sanft auf eine Hand betten, seine Wange zeigt nach oben. Mit den Fingern der freien Hand in das Gewebe bei der Schädelbasis drücken. Halten, Druck etwas steigern, dann allmählich lockern. An der Schädelbasis entlangwandern und dabei Spannungspunkte suchen. Kopf drehen und auf der anderen Seite wiederholen.

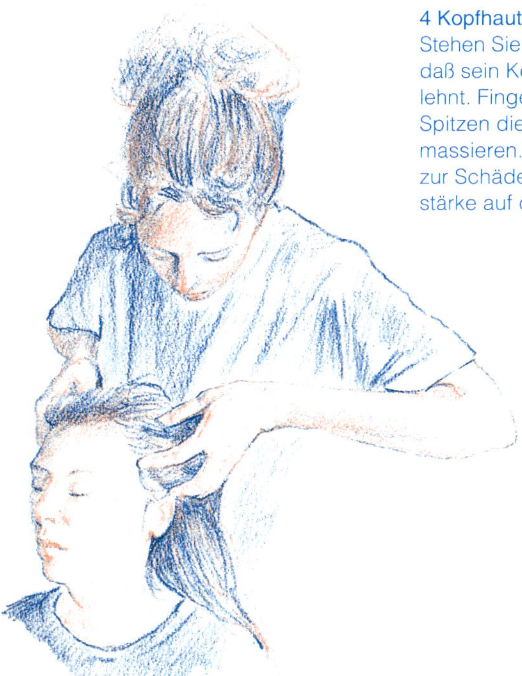

4 Kopfhautmassage am Haaransatz
Stehen Sie hinter dem Partner, so daß sein Kopf weich an Ihrem Körper lehnt. Finger spreizen und mit den Spitzen die Kopfhaut am Haaransatz massieren. Von der Stirn schrittweise zur Schädelbasis wandern, Druckstärke auf den Partner abstimmen.

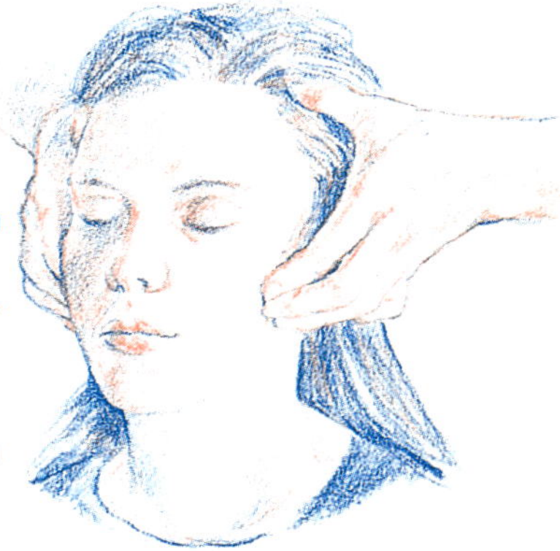

5 Pressen und Kreisen der Kiefermuskeln
Fingerkuppen auf die Kaumuskeln bringen. Finden Sie letztere nicht auf Anhieb, legen Sie die Finger auf die Wangen, und bitten Sie den Partner, einige Male die Zähne zusammenzubeißen. Sie spüren die Anspannung der Kaumuskeln und beginnen, den Bereich mit kräftigen Kreisbewegungen zu massieren. Arbeiten Sie langsam und sorgfältig, um Spannungsfelder abzubauen.

6 Fingerspitzenheilung

Weisen Sie Ihren Partner an, sich auf seine Atmung zu konzentrieren. In Augenbrauenmitte Fingerspitzen sehr sanft in zwei waagerechten Linien auf die Stirn legen. Schultern entspannen, alle Gedanken auf das Hara lenken und ein paar Minuten den Kontakt konstant und sachte wahren.

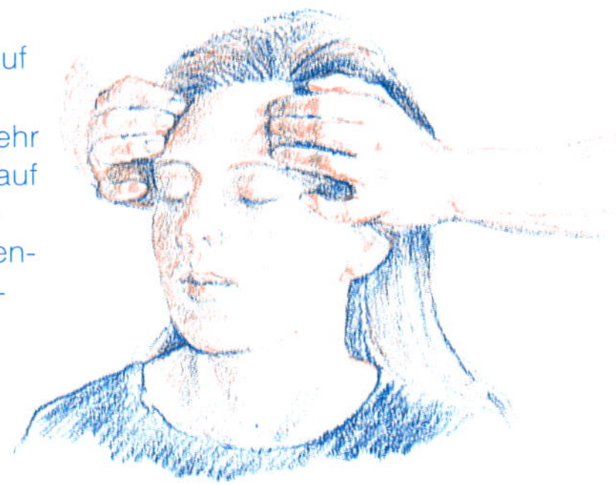

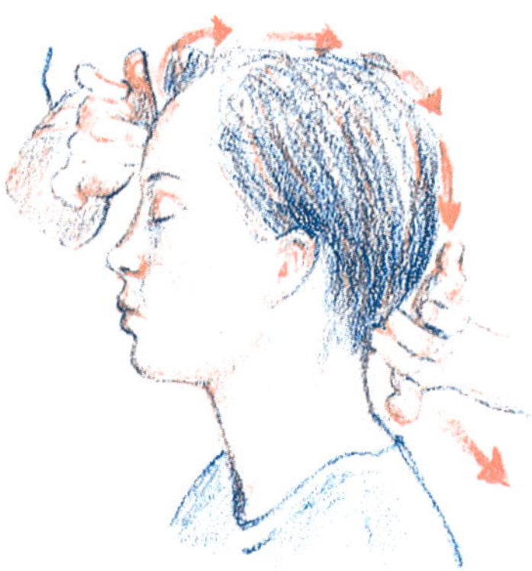

7 Streichen des Kopfes

Mittel- und Ringfinger der einen Hand auf Stirnmitte und die der anderen in die Mulde in Schädelbasismitte legen. Finger von der Stirn über die Kopfmitte tief zur Schädelbasis ziehen. Dann beide Hände gleichzeitig seitwärts vom Kopf wegbringen, als wollten Sie sämtliche Verspannungen von der Kopfrückseite fortnehmen. Erneut ausführen.

8 Streichen von Kopf und Schultern

Stehen Sie hinter dem Partner. Wiederum Mittel- und Ringfinger beider Hände leicht auf die Stirnmitte legen. Nach oben zum Kopf ziehen, Hände teilen, hinter den Ohren entlang der Kopf- und Halsseiten zu den Schultergelenken streichen, und wegnehmen. Wiederholen.

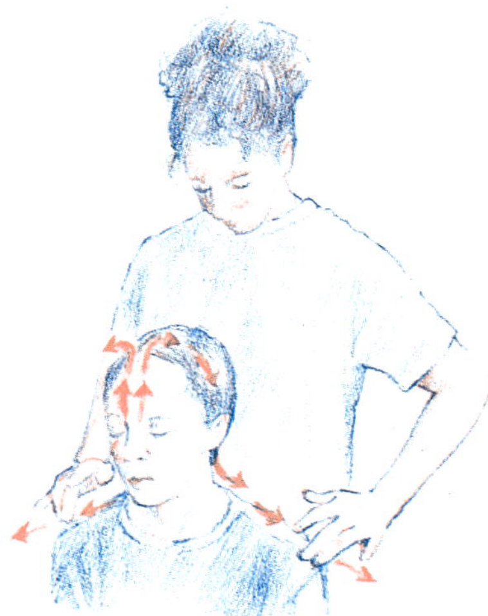

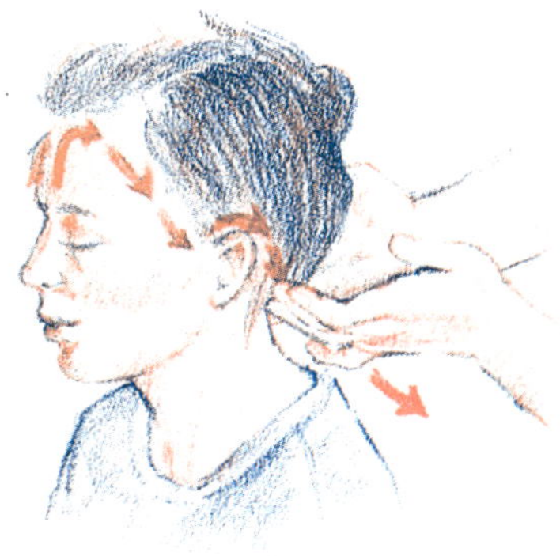

9 Streichen des Haaransatzes

Die Finger liegen zu Anfang wieder auf der Stirnmitte des Partners. Sanft zum Haaransatz streichen, die Hände teilen und die Finger auf beiden Seiten über Ohren und Schädelknochen ziehen. Finger in der Mitte der Schädelbasis zusammenführen, geschlossen vom Kopf wegnehmen. Wiederholen.

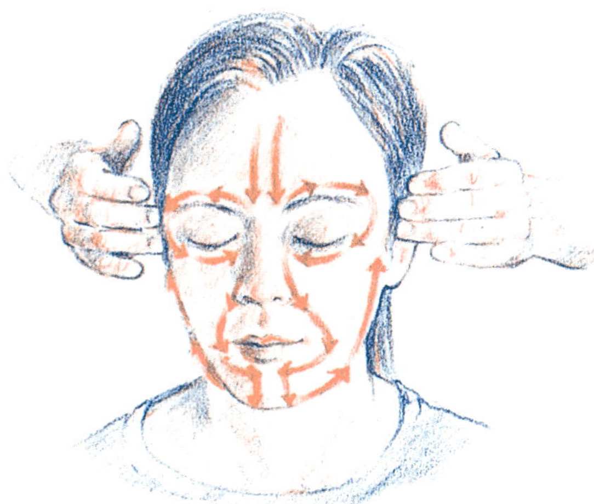

10 Gesichtsmassage

Von der Stirnmitte aus mit den Mittel- und Ringfingern erst die Augen umkreisen, dann die Nasenflügel hinab- und um den Mund fahren; die Finger treffen sich unter der Unterlippe. Nun streichen Sie zur Kinnspitze, nach oben zu Kieferknochen und Ohren und schließlich am Schädelknochen entlang wieder hinunter zur Mitte der Schädelbasis. Den Kontakt sanft beenden und das Ganze wiederholen.

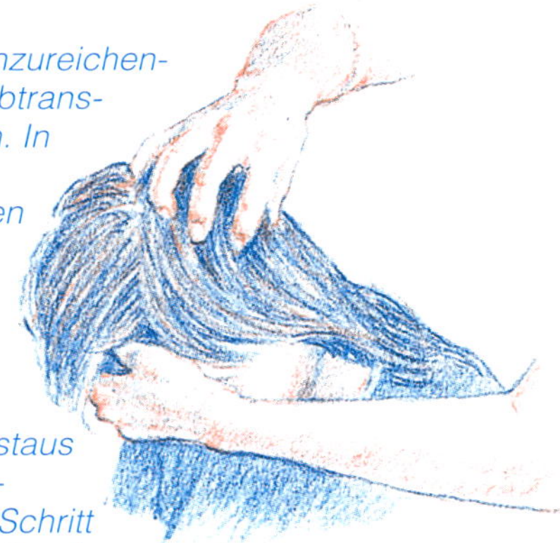

Shiatsu gegen Kopfschmerzen

Kopfschmerzen sind häufig Folge unzureichender Verdauung und mangelhaften Abtransports von Gift- und Schlackenstoffen. In Zusammenhang mit diesen Körperfunktionen stehende Meridiane gehen zumeist durch Nacken, Schultern und oberen Rücken; Störungen im Energiefluß wirken auf verschiedene Teile des Kopfes. Die hier demonstrierte Arbeit an Rücken, Schultern und Nacken hebt Energiestaus in den Meridianen auf und läßt Kopfschmerzen rasch abklingen. Das in Schritt 6 erläuterte Drücken bestimmter Tsubos in Füßen, Beinen und Händen vermag ebenfalls Abhilfe zu bringen. Schmerzhafte Tsubos werden mit mäßigem Druck gehalten und leicht hin und her bewegt.

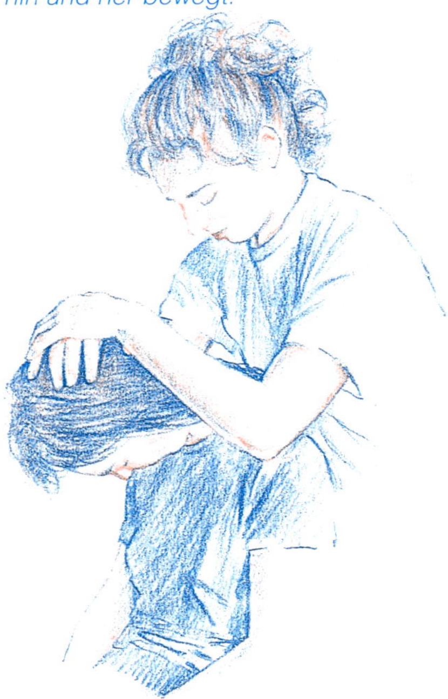

1 Shiatsu – Kopfhautmassage

Den Kopf des Partners, wie oben illustriert, nach vorn beugen, so daß die Stirn in Ihrer gewölbten Handfläche ruht. Mit Daumen und Fingern der freien Hand langsam über die gesamte Kopfhaut massieren, als ob Sie diese einshampoonierten. Auf die Abschnitte konzentrieren, die der Partner als besonders verspannt empfindet.

2 Shiatsu – Nackendehnen

Stehen Sie dicht hinter dem Partner. Ihre Ellbogen liegen auf den Schultern und ziehen diese sanft zurück. Hände auf dem Kopf übereinanderlegen, das Kinn sinkt so weit es geht auf die Brust. Etwa 30 Sekunden dort halten, der Partner atmet tief und bewußt. Nicht zu viel Druck ausüben.

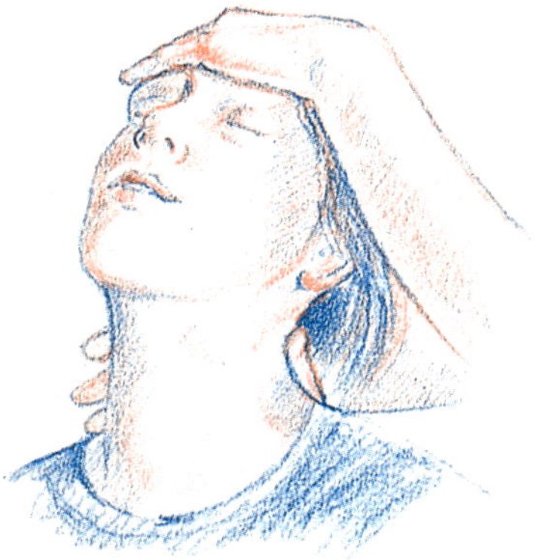

3 Shiatsu – Halskreisen

Noch während der Kopf vorgebeugt ist, die gewölbte Hand unter die Stirn schieben; Nacken zwischen Fingern und abgespreiztem Daumen der zweiten Hand halten. Den Kopf behutsam gegen die stützende Hand neigen, im Halbkreis von einer Seite zur anderen rollen. Am Ende in die normale Position bringen.

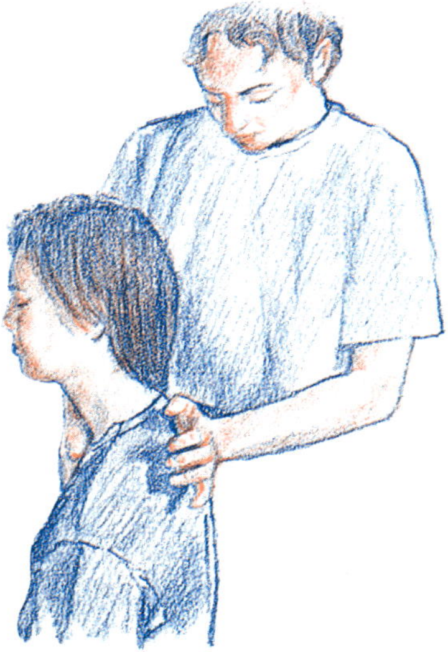

4 Shiatsu – Handballenkreisen

Seitlich vom Partner stehen und eine Hand oben auf die Brust legen. Mit dem Handballen der zweiten Hand den Bereich zwischen Wirbelsäule, Schulterblatt und Schulteroberseite mit kräftigen Kreis- und Vibrierbewegungen abdecken. Auf die andere Seite überwechseln und das Ganze erneut ausführen.

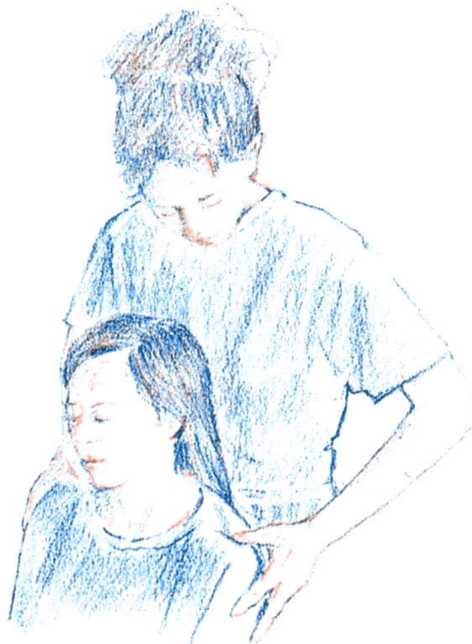

5 Shiatsu – Daumendruck an den Schultern

Dicht hinter dem Partner stehen und die Daumenkuppen nahe beim Hals auf die Schultern setzen. Mit Hilfe des Körpergewichts mehr und mehr Druck auf die Daumen bringen, kurz innehalten und allmählich nachlassen. Auf diese Art über den gesamten Schultergürtel wandern und das weiche Gewebe zwischen den Knochen bearbeiten.

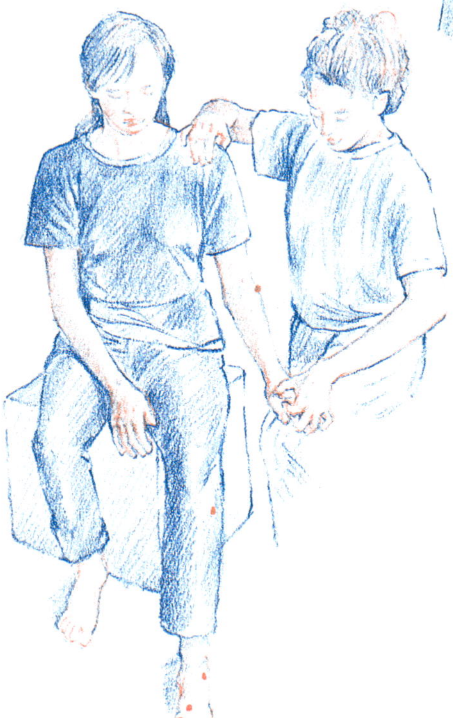

6 Shiatsu – Verbindungspunkte

Mit einem Bein nach oben neben dem Partner niederknien. Eine Hand liegt auf der Schulter, mit Daumen und Zeigefinger der zweiten Hand drücken Sie in den fleischigen Teil zwischen Daumen- und Zeigefingerknochen des Partners. Gleichzeitig den Daumen in die Vertiefung an der Schulterblattaußenseite pressen. Ca. 30 Sekunden halten. Fahren Sie fort, mit Ihren Daumen die Hauptspannungspunkte des Körpers, wie links gezeigt, zu verbinden.

Nebenhöhlenverstopfung

Die Nebenhöhlen sind Hohlräume, die in unmittelbarer Verbindung zur Nasenhöhle stehen. Bei entzündeten Nasenschleimhäuten oder permanenter Nasenverstopfung kommt es leicht zu einer Blockierung der Nebenhöhlen und nachfolgend zu Entzündungen und Beschwerden-Erscheinungen, die überwiegend als Gesichts- oder Kopfschmerzen auftreten. Die folgende Sequenz behandelt gezielt die Gesichtspartien, wo sich die Nebenhöhlen befinden. Die Anwendung geschieht empfindsam und langsam am liegenden Partner. Vergewissern Sie sich, daß der Druck, den Sie anwenden, nicht zu stark ist. Majoran- und Lavendelöl (siehe Seite 28) unterstützen die Massagewirkung.

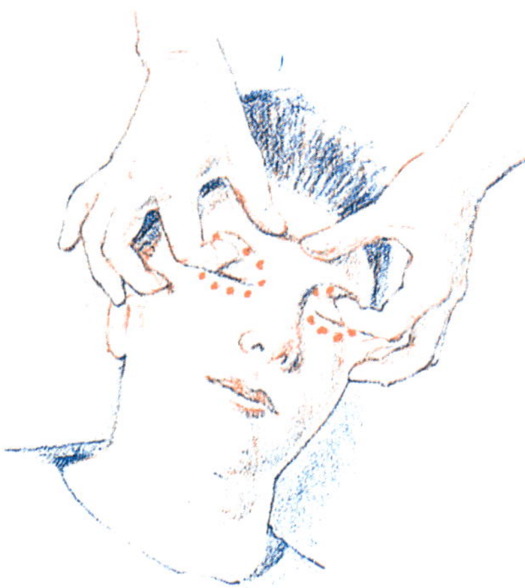

1 Fingerdruck an der Augenhöhle
Ihr Partner liegt auf dem Rücken. Sie legen die Spitzen der Zeigefinger unter den Augen dicht bei der Nase auf. Hochdrücken, Druck steigern, halten, loslassen. Ein Stück weiter außen erneut ansetzen und drücken. Oberen Bereich abdecken, danach die Daumen benutzen, um in den unteren Rand der Augenhöhe zu pressen.

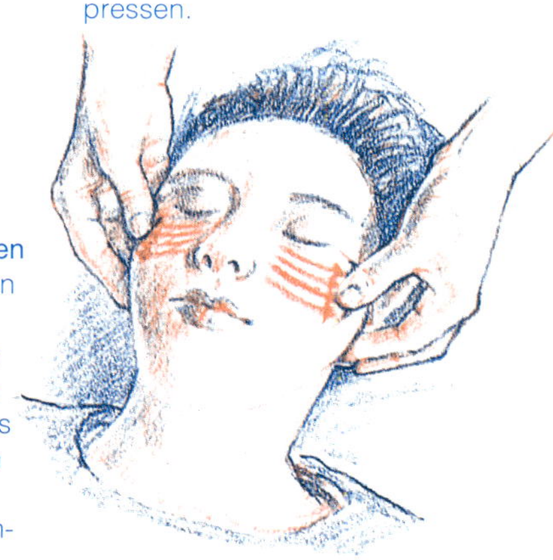

2 Daumenstreichen der Wangenknochen
Die Daumen direkt unterhalb der Augen dicht bei der Nase auf die Wangenknochen legen. Kräftig und langsam in einer Kurve nach außen zum seitlichen Haaransatz schieben. Loslassen, etwas tiefer wiederholen. In Bahnen über den Wangenbereich arbeiten. Die Striche wiederholen, bis die Basis der Wangenknochen erreicht ist.

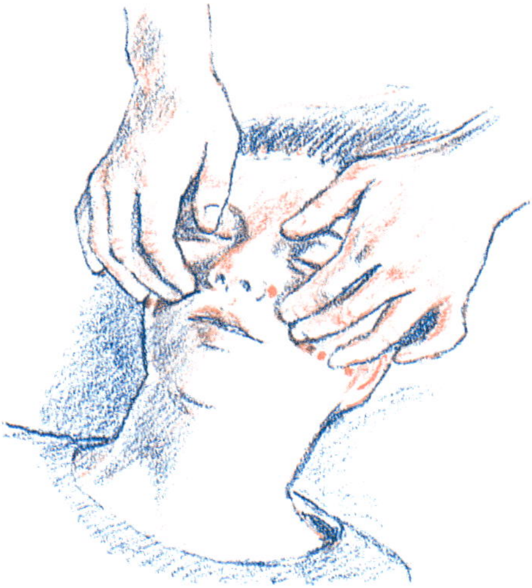

3 Fingerdruck an den Wangenknochen

Mit den Spitzen von Zeige- und Mittelfingern nahe der Nasenflügel beginnen und von unten gegen die Wangenknochen drücken. Druck kontinuierlich erhöhen, halten, dann loslassen. Etwas weiter außen Finger noch einmal auflegen und wieder Druck ausüben. Auf diese Weise an beiden Wangenknochen entlang bis zu den Ohren wandern.

Erkältung

Erkältungen sind Virusinfektionen, die um so wahrscheinlicher werden, je schwächer die körpereigene Abwehr ist. Grundsätzlich ist es das Beste, man wartet, bis die Symptome selbsttätig verschwinden. Eine Gesichts- und Kopfmassage hilft jedoch, die Atemwege freizumachen, und für diesen Zweck eignen sich alle der gezeigten Sequenzen. Die hier demonstrierten Shiatsu-Techniken betreffen die für die Auflösung von Schleimansammlungen zuständigen Tsubos sowie den auf der Stirn befindlichen In-Do-Punkt, der das bei Erkältung und Nebenhöhlenverstopfung auftretende Schweregefühl im Kopf zum Abklingen bringt. Von den ätherischen Ölen leisten Rosmarin und Eukalyptus verläßliche Dienste (siehe Seite 28).

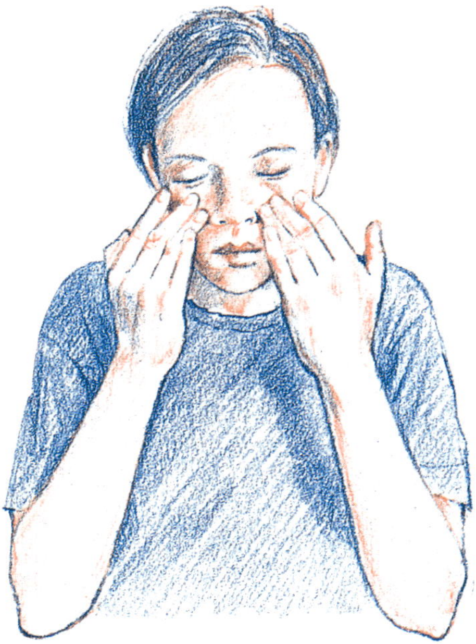

1 Gesicht einölen

Benutzen Sie Eukalyptus- oder Rosmarinöl (siehe Seite 28). In den gesamten Nasen/Nebenhöhlenbereich einmassieren. Sind die Atemwege betroffen, wird die obere Brust entsprechend berücksichtigt. Mit kleinen, kräftigen Kreisen das Öl sorgfältig in die Haut einmassieren.

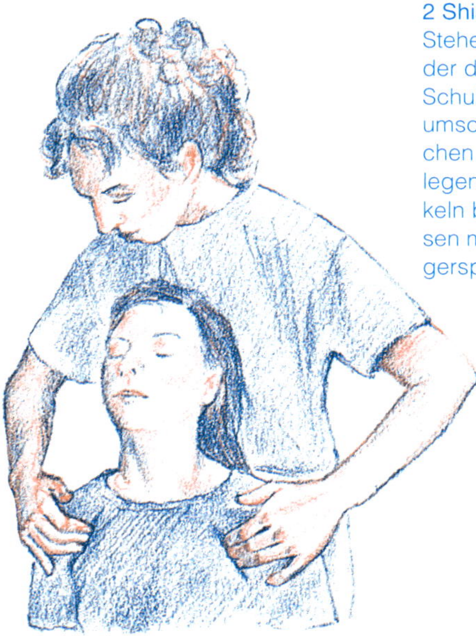

2 Shiatsu – Lungentsubos

Stehen Sie dicht hinter dem Partner, der den Kopf gegen Sie gelehnt hält. Schultergelenke mit den Händen umschließen und Finger in die Furchen zwischen Schulter und Brust legen. Finger nach vorn auf die Muskeln bringen, in kleinen, festen Kreisen massieren, dabei mit den Fingerspitzen Druck ausüben.

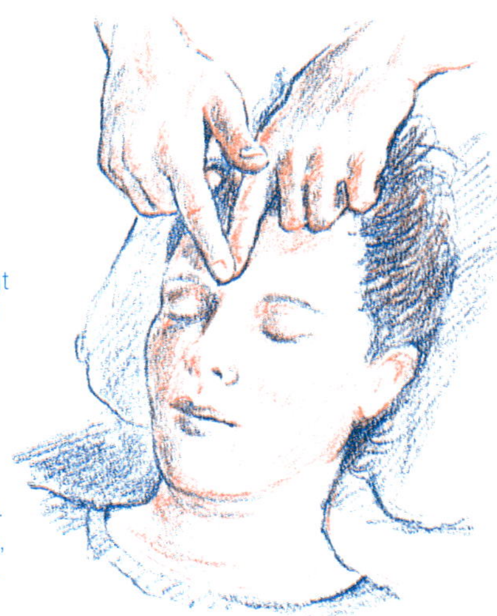

3 Shiatsu – In-Do-Punkt

Während Sie auf dem Boden knien, liegt der Partner auf dem Rücken. Sein Kopf ruht auf Ihren Knien. Fingerspitzen der Mittelfinger übereinander knapp oberhalb der Augenbrauen genau in deren Mitte auflegen. Das Gewebe über dem Tsubo in winzigen Kreisen vorsichtig, jedoch mit sanftem Druck, verschieben. Der untere Finger wirkt als »Tastfinger«, während der obere Finger die Zirkelbewegung auslöst.

Hals, Schultern und oberer Rücken

Als Übergang zwischen Kopf und Schultern erfüllt der Hals eine Reihe bedeutender Funktionen. Wichtige Blutgefäße im Hals verbinden Kopf und Körper. Das Rückenmark läuft über die Halswirbel in die Wirbelsäule und sendet Informationen des Gehirns an sämtliche Körperteile und umgekehrt. In der Kehle befinden sich Stimmbänder, Atemwege und Speiseröhre. Den größten Bewegungsradius im ganzen Körper haben die Schultergelenke. Schäden infolge Überlastung, falschen Hebens, plötzlicher, ruckartiger Bewegungen treten im Schulter- und Halsbereich häufig auf. Bei Streß sammelt sich die Anspannung hier am ehesten. Hals und Schultern sind auch mit dem Kehlenchakra (siehe Seite 13) verknüpft, das der Gefühlssphäre über Arme, Körpergestik und Stimme Ausdruck verleiht. »Herz«-Gefühle (siehe Herzchakra, Seite 13) äußern sich ebenfalls über Stimme und Arme. Wenn wir Gefühle ehrgeizig zu verbergen suchen, spannen wir unbewußt Hals-, Schulter- und Brustmuskeln an, damit keine unserer Regungen an die Oberfläche dringt. Krampfhaft hochgezogene Schultern sind oft Zeichen von Angst und innerer Alarmbereitschaft für die Begegnung mit einer tatsächlichen oder imaginären Bedrohung. All diese Gründe tragen dazu bei, daß Hals, Schultern und oberer Rücken vielfach von Beschwerden betroffen sind.

Nackensteifheit, Arthritis und Überlastung

Eine unglückliche Schlafposition, ein kalter Luftzug, überlastete Muskeln oder Bänder, abrupte Bewegungen oder auch einfach unbewußte Ängste – all das sind mögliche Gründe für plötzliche Steifheit im Nacken. Bei der nachfolgenden Massagesequenz halten Sie Ihre Berührungen sanft, aber bestimmt; bleiben Sie stets unterhalb der Schmerzgrenze, und gehen Sie in besonnenem Tempo vor. Leidet Ihr Partner unter Arthritis im Nacken (siehe Seite 147), ist von Seitdehnen des Halses abzusehen. Benutzen Sie Rosmarinöl (siehe Seite 28), und testen Sie den Nutzen von Kompressen (siehe Seite 145) bei Nackenschmerzen.

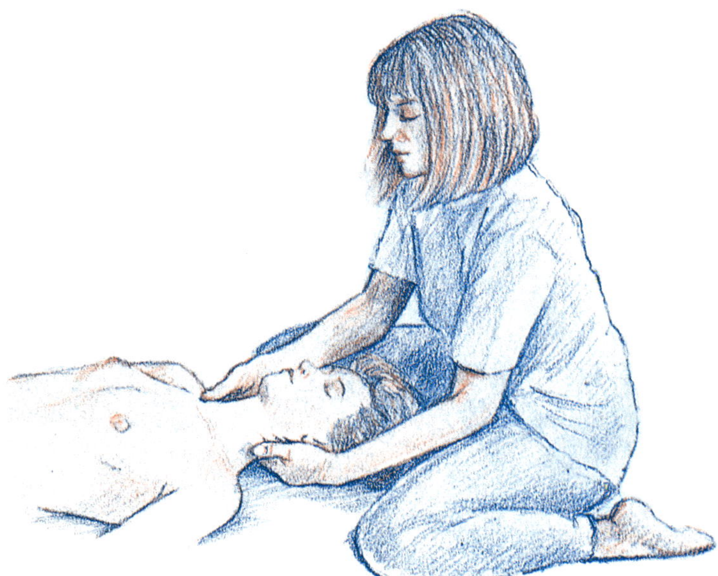

1 Streichen und Dehnen des Nackens

Während der Partner auf dem Rücken liegt, die Hände abwechselnd vom Nackenansatz zur Schädelbasis ziehen. Anschließend die Hände wölben und die Schädelbasis fassen. Ziehen Sie den Kopf des Partners auf sich zu, um den Hals zu strecken. Vorsicht, daß Ihre Daumen nicht auf die Ohren drücken. Hände über die Kopfhinterseite nach oben führen und loslassen.

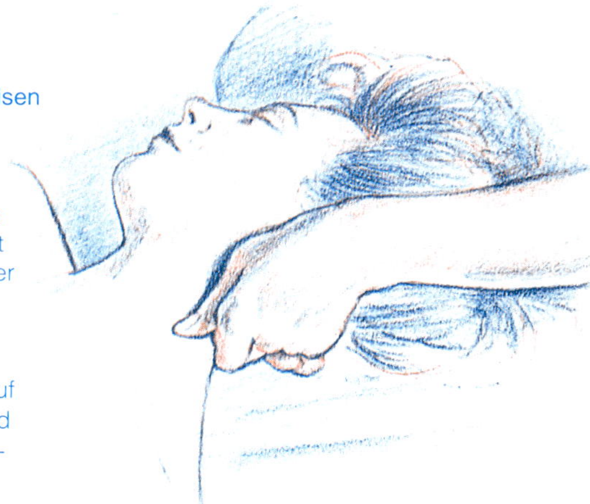

2 Kopfdrehen und Nackenkreisen

Die gewölbten Hände unter der Schädelbasis auflegen, die Daumen befinden sich vor den Ohren. Kopf des Partners leicht anheben, sanft zur Seite drehen, auf eine Ihrer Hände betten. Vergewissern Sie sich, daß der Partner bequem liegt. Mit der freien Hand langsam feste Kreise auf dem Nacken beschreiben und dabei zur Schädelbasis hochwandern.

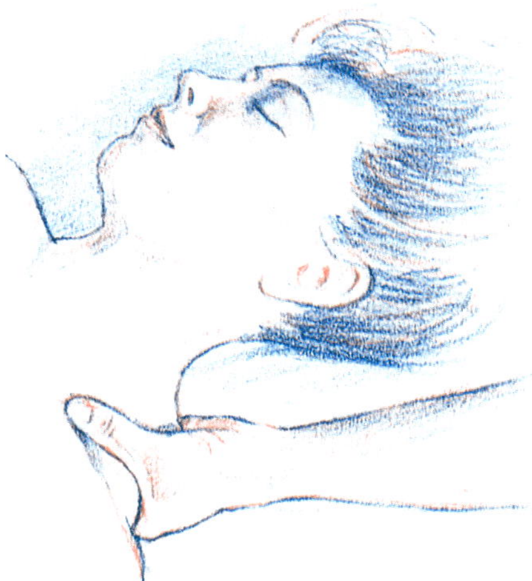

3 Nackenansatz kneten

Mit der Hand auf einer Nackenseite hinabfahren, den Muskel oben auf der Schulter mit Daumen und Fingern greifen. Langsame Preß- und Knetbewegungen ausführen, dabei die Finger unter den Muskel schieben und kreisen, um sämtliche Abschnitte zu erreichen. Ermuntern Sie den Partner, Ihnen zu sagen, wo die Massage am wohlsten tut. Ab Schritt 2 auf der anderen Körperseite wiederholen.

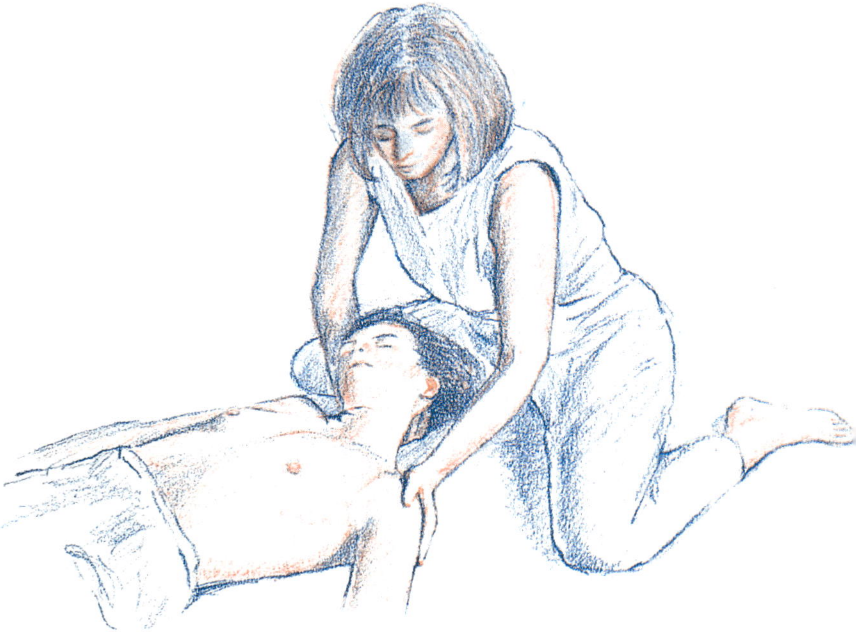

4 Seitdehnen des Halses

Eine Hand gewölbt unter die Schädelbasis des Partners bringen und den Kopf seitwärts zur Schulter ziehen. Freie Hand auf den Hals legen, die Finger zeigen nach unten ; die Hand, wie oben im Bild, über die Schulter nach außen zum Gelenk schieben. Der Druck ist kräftig, um den Hals zwischen den beiden Händen zu dehnen. Wieder hoch zu Schulter und Nacken fahren und das Ganze zweimal wiederholen. Hände wechseln und die andere Seite entsprechend dehnen.

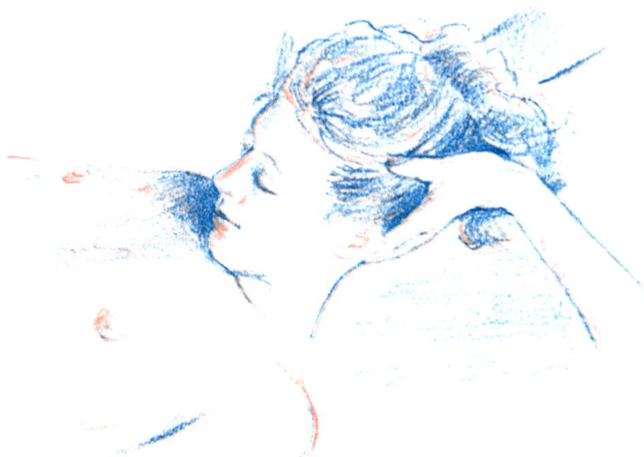

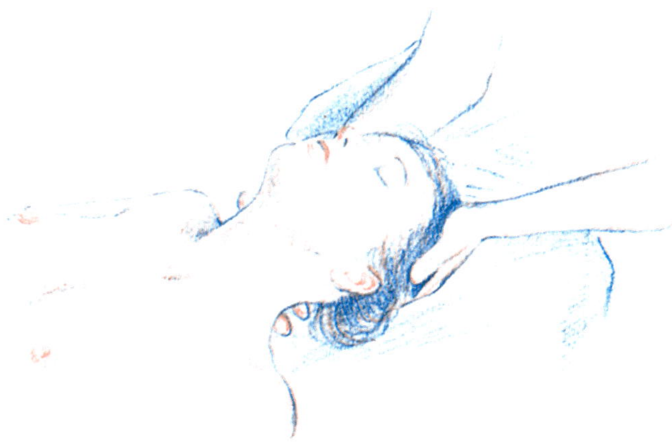

5 Vor- und Zurückbeugen des Halses

Beide Hände gewölbt unter die Schädelbasis des Partners legen; Kopf anheben, das Kinn allmählich so weit es geht zur Brust bringen, wie oben demonstriert. Kopf wieder sinken lassen und wiederholen. Dann eine Hand, wie oben zu sehen, hinten gegen den Schädel legen, die andere oben auf den Kopf, die Finger zeigen dabei auf den Boden. Kopf zurücknehmen, so daß das Kinn so weit wie möglich nach oben ragt. Ein zweites Mal ausführen. Daraufhin den Kopf wieder in Normalposition bringen.

6 Selbsthilfe bei Arthritis und Nackenschmerzen

Zwei Tennisbälle in eine Socke legen und das Ende verknoten. So hinlegen, daß die Tennisbälle sich zu beiden Seiten in Höhe des Schädelknochens befinden. Fünf Minuten täglich ausgeübt, verspricht dies beste Resultate bei Nackenschmerzen und Osteoarthritis.

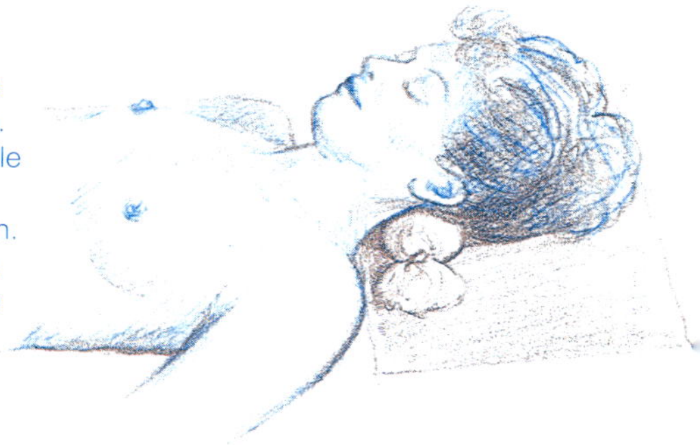

Achtung:

Bei Schwindel oder Schmerz die Übung sofort abbrechen.

7 Nackenmassage im Sitzen

Ihr Partner sitzt vor einem Tisch und hält den Kopf in die Hände gestützt. Seitlich am Hals und im Nacken rhythmische Knet- und Streichbewegungen ausführen. Die Druckstärke auf den Partner abstimmen, langsam vorgehen. Versuchen Sie, den Nackenansatz und die obere Schulterpartie miteinzubeziehen, da sich hier die Fortsetzung des Halsmuskels befindet.

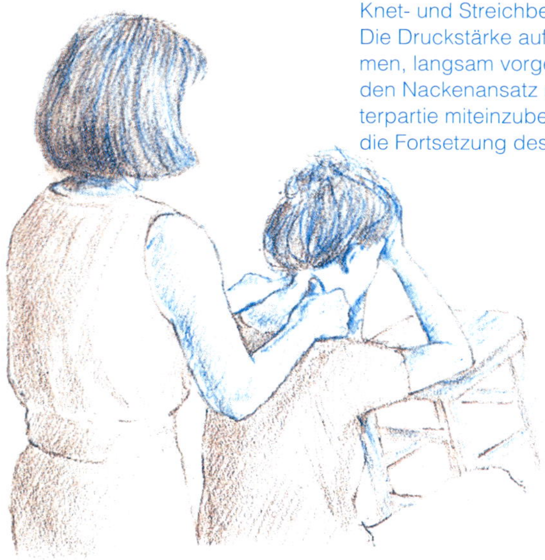

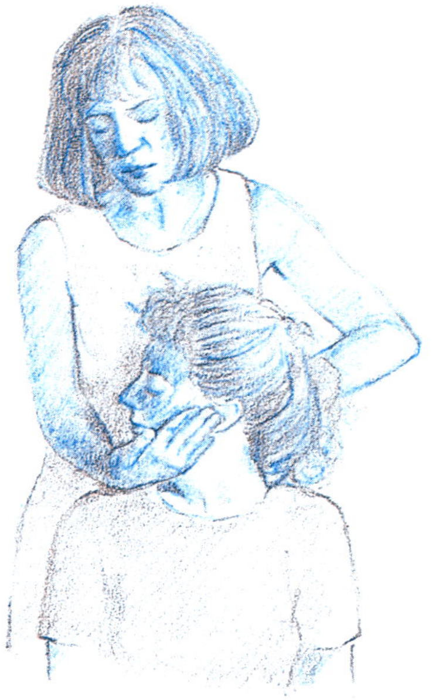

8 Halsdrehen

Ihr Partner sitzt vor Ihnen auf einem Stuhl. Ihre Hand schmiegt sich gegen die Wange, das Handgelenk liegt unter dem Kinn. Gegenüberliegende Kopfseite mit gewölbter Hand stützen. Den Kopf nun langsam drehen, indem Sie die Wange zu sich ziehen und mit der anderen Hand vorsichtig nachhelfen. So weit wie möglich drehen, dann etwas locker lassen und noch zweimal wiederholen. Hände abwechseln und Hals zur anderen Seite drehen.

Steifheit oder Schmerzen im oberen Rücken und in den Schultern

Steifheit im oberen Rücken kann durch Muskelüberlastung oder entzündliche Veränderungen ausgelöst sein. Auch emotionale Konflikte führen mitunter zu Verspannungen, ebenso wie angestrengtes und vielstündiges Sitzen am Schreibtisch oder wiederholt ausgeführte Armbewegungen. In der Shiatsu-Lehre steht der obere Rücken in Verbindung mit Herz und Lungen, so daß gezielte Berührungen dort die Organtätigkeit positiv beeinflussen. Asthma oder Bronchienbeschwerden werden so langfristig zur Heilung gebracht. Benutzen Sie Bergamott- oder Rosmarinöl (siehe Seite 28). Auch Kompressen (siehe Seite 145) helfen zuverlässig bei Muskelschmerzen in Schultern und Rücken.

Achtung:

Vor Behandlung entzündlicher oder verletzter Gelenke lesen Sie bitte die Hinweise auf den Seiten 143 bis 148.

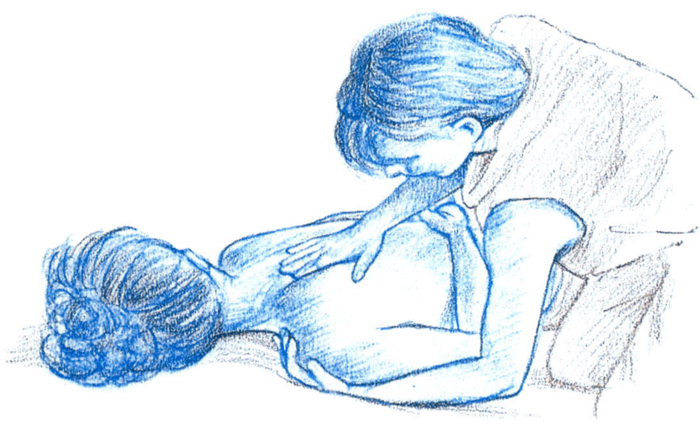

1 Kreisen am Schulterblatt

Mit dem Gesicht zum Kopf des Partners an der Körperseite knien. Während die Hand des Partners auf dem unteren Rücken liegt, schieben Sie Ihre äußere Hand unter die Schulter. Die freie Hand dicht beim Nacken auf die Schulter bringen und den Muskel fest greifen. Arbeiten Sie entlang der Schulterblatthebung, und drücken Sie in das Gewebe. Schulterblatt kreisförmig umfahren und zum Ausgangspunkt zurückkommen. Mehrmals wiederholen.

2 Schulterblatt und Schlüsselbein pressen

Den Ballen der freien Hand langsam und mit Druck auf das Schulterblatt von unten nach oben pressen. Oben beim Schultergürtel angekommen, diesen umfassen, die Hand fest nach außen zum Gelenk schieben. Bewegung mehrmals komplett wiederholen.

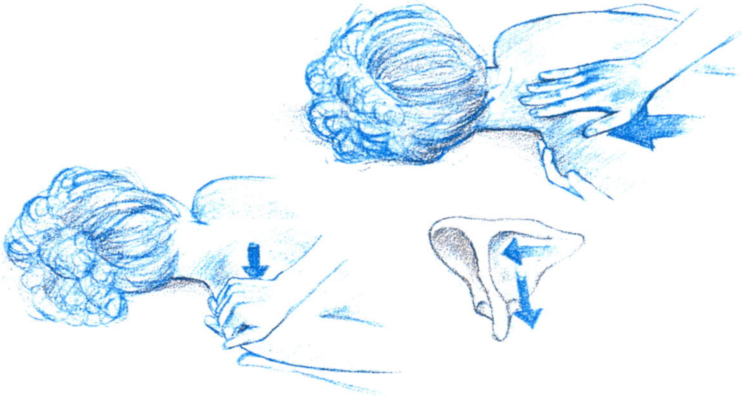

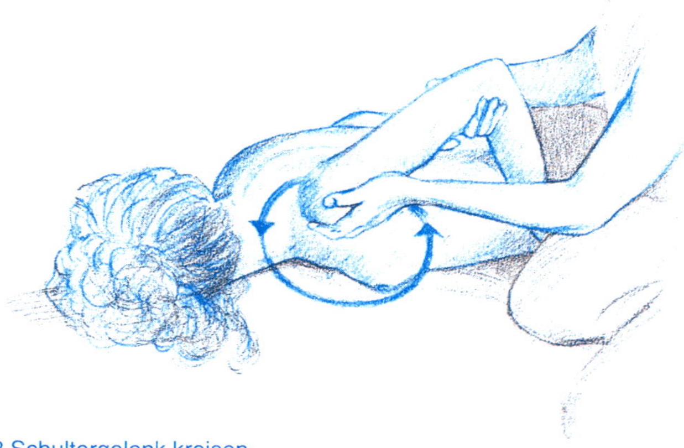

3 Schultergelenk kreisen

Die äußere Hand weich unter das Schultergelenk legen, mit der anderen Hand den Arm des Partners knapp über dem Ellbogen fassen. Anheben, das Schultergelenk langsam und großräumig so weit es geht um die eigene Achse führen. Nach einer Weile die Richtung ändern und andersherum kreisen. Ab Schritt 1 am anderen Arm wiederholen.

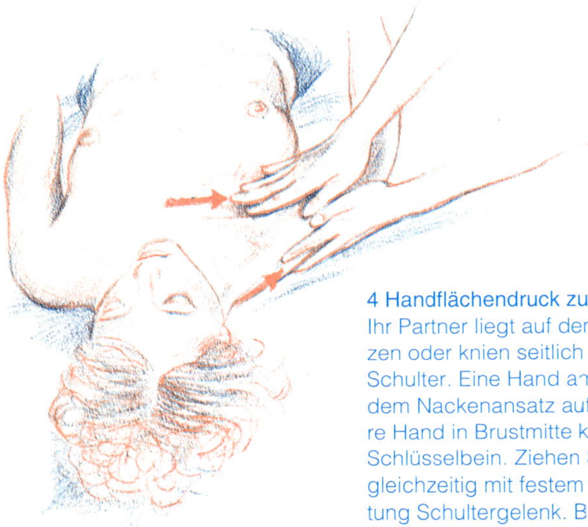

4 Handflächendruck zum Schultergelenk

Ihr Partner liegt auf dem Rücken; Sie sitzen oder knien seitlich nahe an der Schulter. Eine Hand am Rücken nahe dem Nackenansatz auflegen, die andere Hand in Brustmitte knapp unter dem Schlüsselbein. Ziehen Sie die Hände gleichzeitig mit festem Druck in Richtung Schultergelenk. Bewegung mehrmals ausführen.

5 Schulter kneten

Leiten Sie das Kneten mit großzügigen Strichen im Bereich von Hals, Schulter und Schultergelenk ein. Mit abwechselnden Händen den Muskel streichen und kneten. Dann richten Sie Ihre Aufmerksamkeit auf das Schultergelenk, indem Sie mit Daumen und Fingern in die Weichgewebe drücken. Intensiv bearbeiten.

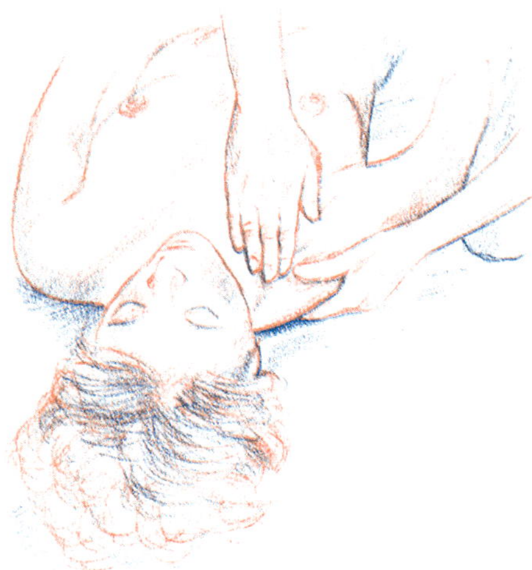

6 Schultergelenk dehnen

Sie knien an der Seite des Partners. Mit beiden Händen Handgelenk und Hand fassen, Ihre Daumen liegen auf der Handfläche. Den Arm heben, vom eigenen Körper weg über den Kopf des Partners bringen. Lockerlassen, zwei- oder dreimal die Dehnung wiederholen. Arm seitlich vom Körper ablegen. Auf die andere Seite überwechseln, um die Berührungen ab Schritt 4 zu wiederholen.

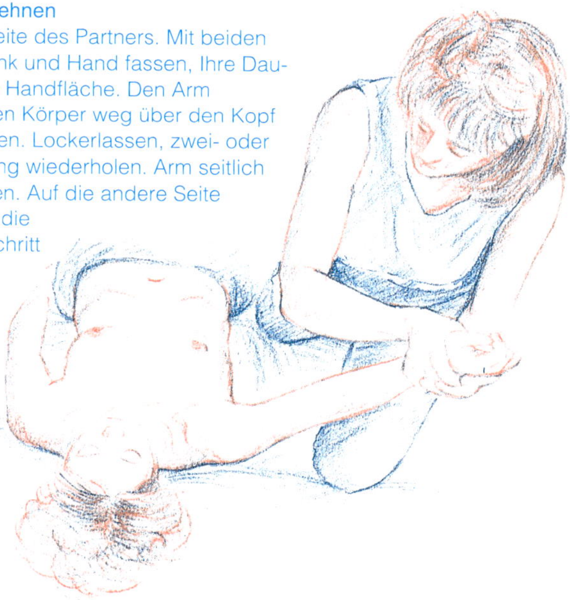

7 Druck auf die Rückenmuskeln

Am Kopfende des Partners sitzen oder knien und die Hände parallel unter den Rücken, rechts und links der Wirbelsäule, schieben. Mit den Fingerkuppen in die dort liegenden Muskeln drücken; Hände langsam zum Nackenansatz ziehen. Dabei Spannungspunkte ausfindig machen und lockern (siehe Längspfeile Abbildung S. 88 oben). Mehrmals wiederholen.

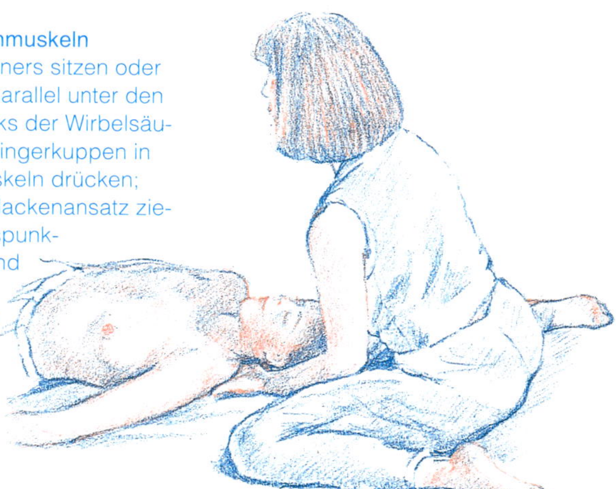

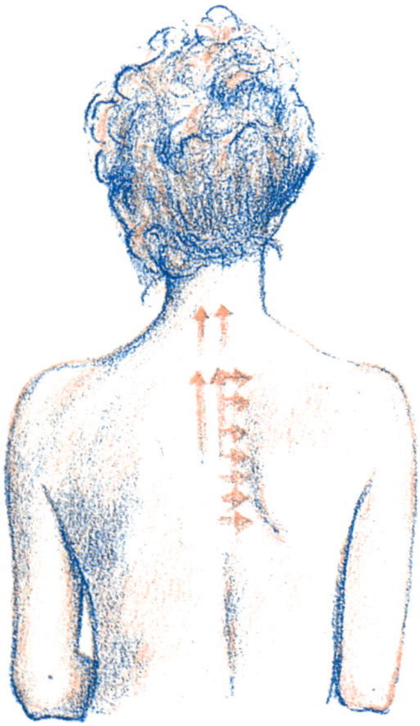

8 Rückenmuskeln pressen und schütteln
Auf Schulterhöhe neben dem Partner sitzend, schieben Sie beide Hände unter das Schulterblatt, bis Ihre Fingerspitzen die Wirbelsäule erreichen (siehe unten); mit den Fingerkuppen langsam in die Rückenmuskeln pressen. Dann die Hände seitlich zum Schulterblatt ziehen (siehe Querpfeile links). Schulter heben und, wie unten links zu sehen, in energische Schüttelbewegung versetzen. Auf die andere Seite rücken und wiederholen.

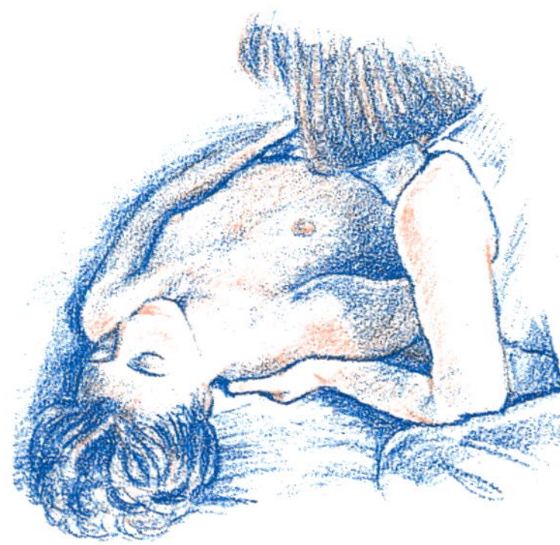

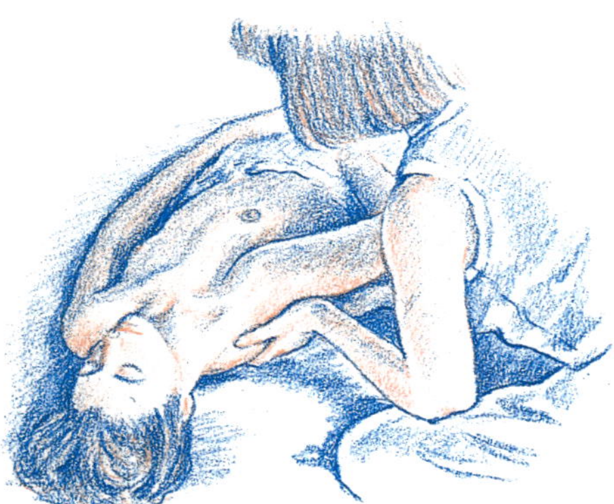

Shiatsu bei Steifheit und Schmerzen im oberen Rücken

Tiefe Druckausübung auf die Blasenmeridiane im oberen Rücken entspannt die gesamte Körperpartie und unterstützt die Funktion von Herz und Lungen. Schwache Schultern rufen vielfach Disharmonien in den Meridianen und Verspannungen in der Muskulatur hervor. Die gezeigten Dehntechniken öffnen die gesamte Brust und lassen Steifheit rasch verschwinden. Dabei muß man der Einheit des Rückens stets gewahr sein; oftmals ist die Wurzel für Schmerzen im oberen Rücken nämlich im Lendenwirbelbereich zu suchen. Bemühen Sie sich deshalb – so oft wie möglich – um eine Einbeziehung von mittlerem und unterem Rücken in Ihre Behandlung.

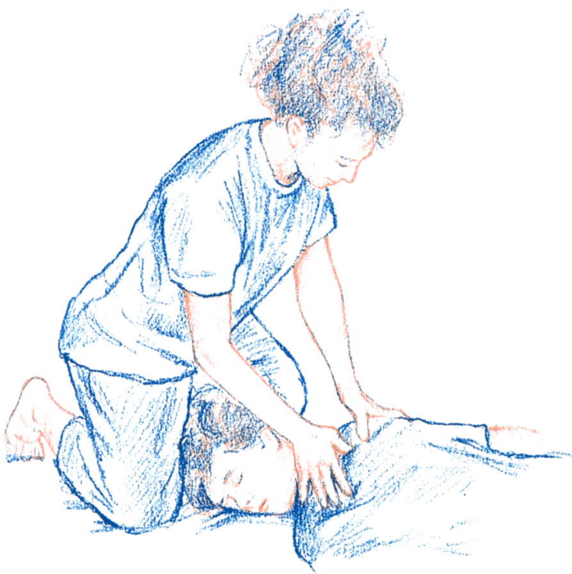

1 Shiatsu – Daumendruck am Blasenmeridian

Der Partner liegt bäuchlings vor Ihnen; Sie knien am Kopf und setzen die Daumen links und rechts der Wirbelsäule auf den oberen Rücken. Durch Übertragung des Körpergewichts Druck auf die Daumen bringen. Einen Moment lang halten, Daumen abheben, ein Stück weiter unten erneut aufsetzen. Auf diese Weise allmählich den gesamten oberen Rücken entlang nach unten wandern, im ganzen dreimal.

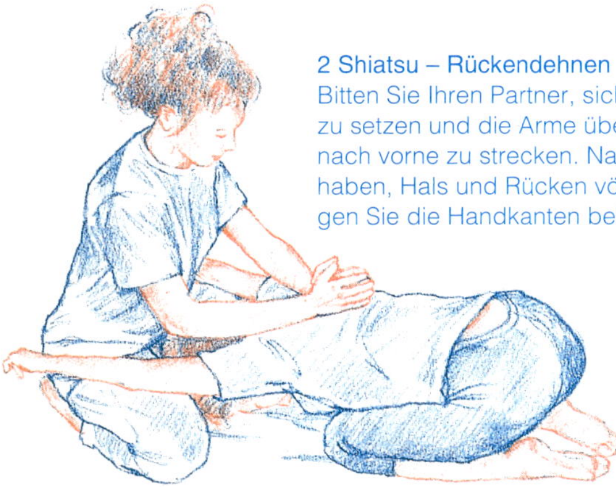

2 Shiatsu – Rückendehnen

Bitten Sie Ihren Partner, sich zurück auf die Fersen zu setzen und die Arme über Ihre Oberschenkel nach vorne zu strecken. Nachdem Sie ihn ermuntert haben, Hals und Rücken völlig zu entspannen, bringen Sie die Handkanten beim Nackenansatz zu beiden Seiten der Wirbelsäule auf den Rücken. Muskulatur fest pressen, alle Kraft fließt aus dem Hara. Mit Druck den oberen Rücken langsam und vorsichtig hinabfahren.

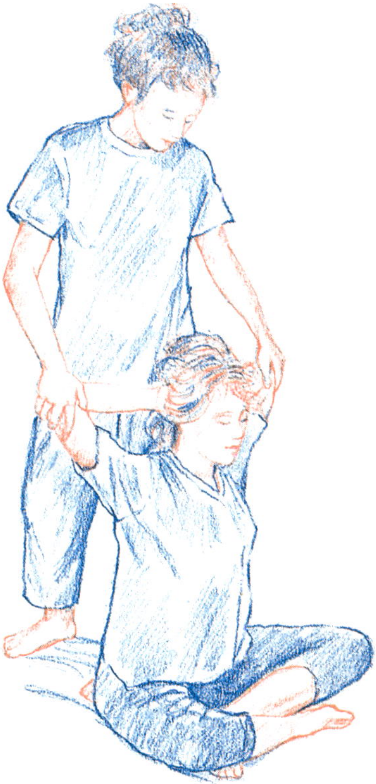

3 Shiatsu – Ellbogendehnen

Ihr Partner sitzt im Schneidersitz oder auf den Fersen, die Hände sind hinter dem Kopf verschränkt. Stellen Sie sich hinter den Partner, ein Bein berührt seitlich seinen Rücken, Ihre Hände liegen auf seinen Ellbogen. Der Partner atmet aus, und nun ziehen Sie sanft die Ellbogen nach hinten, während Ihr Bein den Rücken stützt; halten und nachlassen. Zwei-, dreimal wiederholen.

Brust

Die Brust ist das emotionale Zentrum des Körpers, denn sie beherbergt das für Mitgefühl, Liebe und Persönlichkeitsentwicklung stehende Herzchakra (siehe Seite 13). Die Atmung vollzieht sich hier; im Idealfall hebt und senkt sich der Brustkorb mit jedem Ein- und Ausatmen. Blockaden im Brustbereich behindern die Atmung und schmälern damit die Menge an Energie und Nahrung, die wir in Form von Sauerstoff zu uns nehmen und nutzen. Solche Probleme sind häufig Folge lange gestauter Gefühle. Auch Asthmaanfälle, obgleich grundsätzlich allergisch bedingt, werden durch Angst und innere Unruhe begünstigt. Als Maßnahmen empfohlen sind eine Diät, die arm an (schleimbildenden) Milchprodukten ist, sowie für Raucher ein sofortiger Nikotinverzicht. Nachfolgend finden Sie Griffe, die schleimlösend wirken und einer tiefen, gesunden Atmung förderlich sind. Denken Sie daran, daß die Körpervorderseite im Vergleich zum Rücken »ungeschützt« und sehr empfindlich ist. Vor Massagebeginn legen Sie daher beide Hände sanft auf die Brust des Partners und passen sich seinem Atemrhythmus an. Beim unbekleideten Partner wird die Brust als erstes mit dem beruhigenden Streichen der Ganzkörpermassage (siehe Seite 57) eingeölt. Gerade in diesem sensiblen Bereich sind umsichtige und einfühlende Berührungen weitaus wichtiger als Griffe mit präziser Technik.

Schleimansammlungen in der Brust

Die folgenden Berührungen lösen durch Bronchialinfektionen und durch Asthma verursachte Blockaden im Brustbereich. Die Lockerung der Rückenmuskeln links und rechts der Wirbelsäule beeinflußt ebenfalls den Blasenmeridian und die Nervenstränge in Verbindung mit den Brustorganen. Bei den Ölen haben sich Bergamott und Eukalyptus (siehe Seite 28) besonders bewährt. Indem Klopfgriffe Vibrationen in Brustkasten und Lungen bewirken, helfen sie bei der Beseitigung von Schleimansammlungen in den Bronchien. Für das Klopfen (Schritte 2 und 3) ist es wichtig, daß der Oberkörper tiefer als die Hüften liegt. Schieben Sie daher ein Kissen unter den Bauch des Partners.

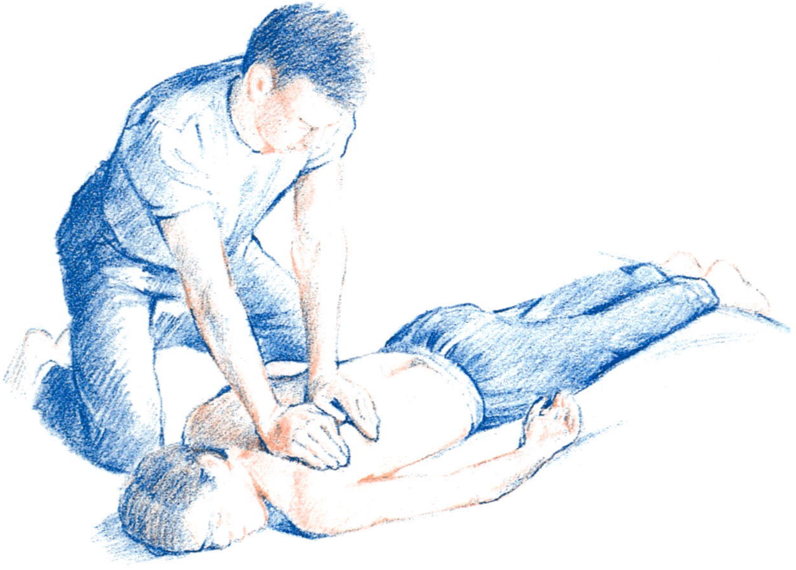

1 Handballendruck auf den Rückenmuskeln

Knien Sie seitlich vom Partner. Vorlehnen, Handballen auf die abgewandte Wirbelsäulenseite bringen. Mit der Kraft des Körpergewichts Druck auf die Hände legen und diese über den Muskel zur Rumpfseite schieben. Langsam nach unten bis zum Brustkorbansatz wandern. Auf der anderen Seite wiederholen.

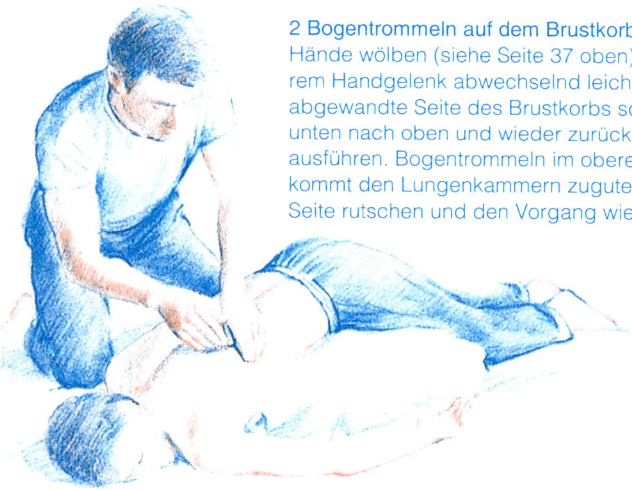

2 Bogentrommeln auf dem Brustkorb

Hände wölben (siehe Seite 37 oben) und mit lockerem Handgelenk abwechselnd leicht auf die Ihnen abgewandte Seite des Brustkorbs schlagen. Von unten nach oben und wieder zurück schnelle Klapse ausführen. Bogentrommeln im oberen Rückenbereich kommt den Lungenkammern zugute. Auf die andere Seite rutschen und den Vorgang wiederholen.

3 Trommeln auf den Rückenmuskeln

Eine Hand flach auf die Rückenmuskeln an der Ihnen zugewandten Wirbelsäulenseite legen. Die andere Hand locker zur Faust formen und in rascher Folge auf den Handrücken schlagen. Von der Mitte des Rückens auf diese Art an der Wirbelsäule nach oben zum Nackenansatz arbeiten. Danach trommelnd zurück zum Anfang gehen. Druckstärke auf den Partner abstimmen. Anschließend auf der anderen Wirbelsäulenseite wiederholen.

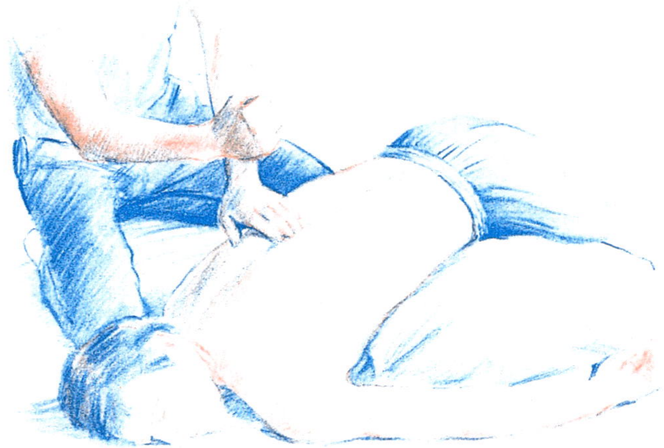

Atemtherapie bei Brustbeschwerden

Die Atemtherapie entstammt der Bioenergetiklehre und kann, obschon hier mit Partner demonstriert, sehr gut allein ausgeführt werden. Durch gleichzeitige Beckenarbeit unterstützt man die Atemfunktion, so daß die Lungen komplett mit Luft gefüllt und anschließend wieder leer gepumpt werden. Die Anweisungen erfolgen für Massagegeber und -empfänger getrennt, wobei sich ersterer selbstverständlich am Partner orientiert und nicht umgekehrt.

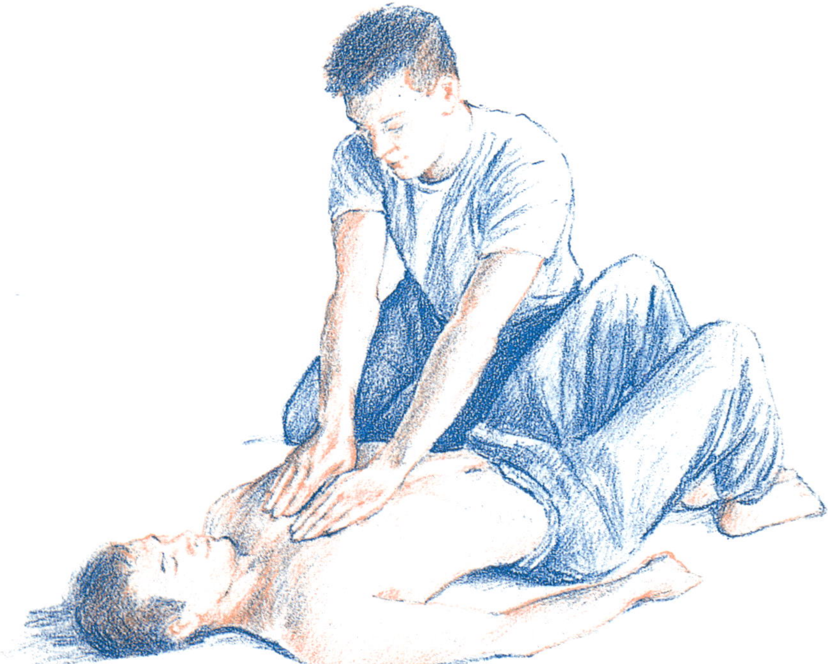

1 Beckenunterstützte Atemtherapie (für den Massierten)

Mit angewinkelten Beinen auf dem Rücken liegen, die Füße etwa schulterbreit vom Becken entfernt. Einatmen, Steißbein gleichzeitig fest an den Boden pressen, so daß der untere Rücken ein Hohlkreuz bildet (siehe Empfänger oben). Dann kräftig ausatmen, Becken dabei vorbringen und Po leicht vom Boden lösen (siehe Seite 95 oben). Mehrmals wiederholen, anschließend ausruhen.

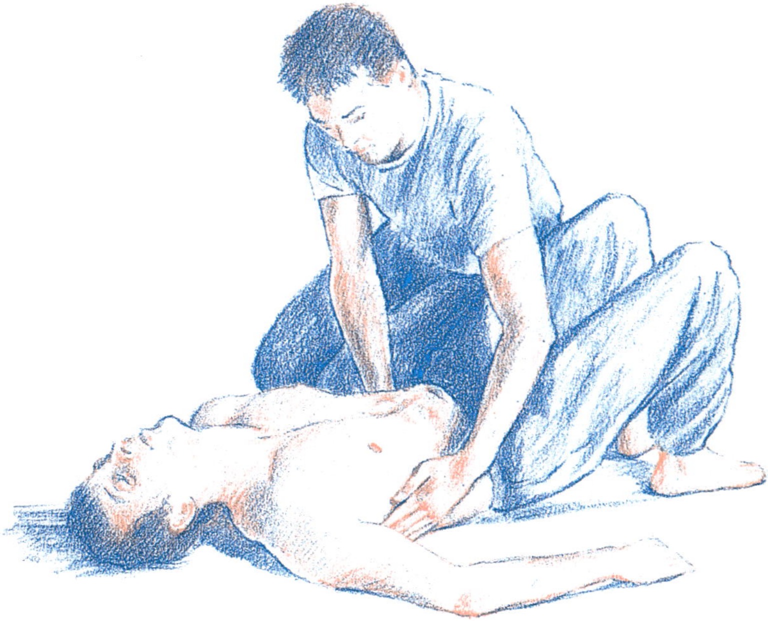

2 Begleitendes Streichen (für den Masseur)

In Hüfthöhe beim Partner sitzen und beobachten, wie der Brustkorb sich mit jedem Atemzug hebt und senkt. Hände weich auf den Bauch legen. Atmet der Partner ein, gleiten Sie über die Körpermitte nach oben zu Brust und Schultern (siehe Seite 94); beim Ausatmen dann an den Brustseiten nach unten fahren, leicht pressen, wenn die Luft ausströmt (siehe oben). Mehrmals ausführen.

Shiatsu – gegen Erkältung, Bronchitis und Asthma

In der Brust spielt sich ein Großteil der Atmung und Durchblutung ab, und Shiatsu hilft, diese wesentlichen Körperfunktionen zu unterstützen, indem Schlacken und Schleim schneller abtransportiert werden. Hängende Schultern und ein krummer Rücken sind Versuche, die Brust zu schützen. Gehen Sie bei der Massage mit besonderer Rücksicht und Behutsamkeit vor, denn Sie bewegen sich im Zentrum menschlicher Emotion, das als solches äußerst empfindsam ist. Auf die Schultern ausgeübter Druck stärkt die Meridiane in der Brust. Schritt 2 nicht bei Asthmatikern anwenden.

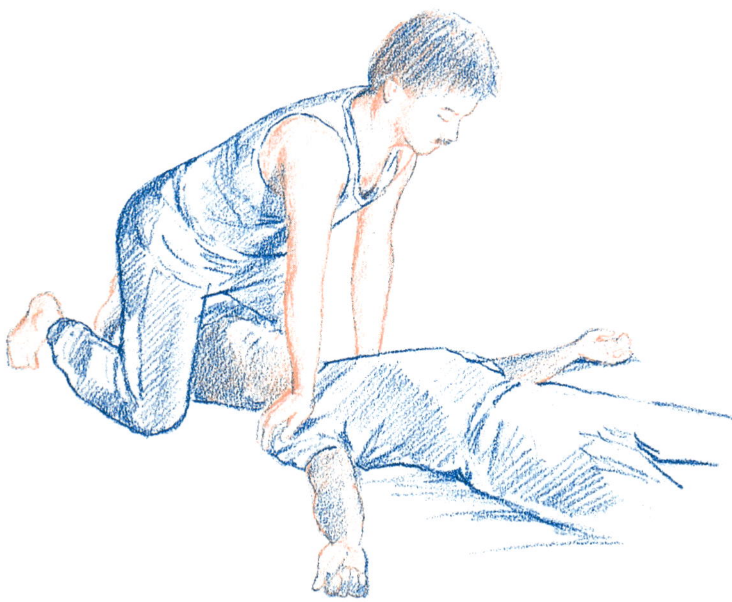

1 Shiatsu – Schulterdruck

Am Kopf des Partners knien; Handballen in die Vertiefung zwischen Schulter und Brust, Finger um die Schulterrundung legen. Oberkörper vorlehnen, Arme gestreckt lassen und mit Hilfe des Körpergewichts ausreichend Druck auf die Hände bringen. Fünf Sekunden so bleiben, loslassen; zweimal wiederholen.

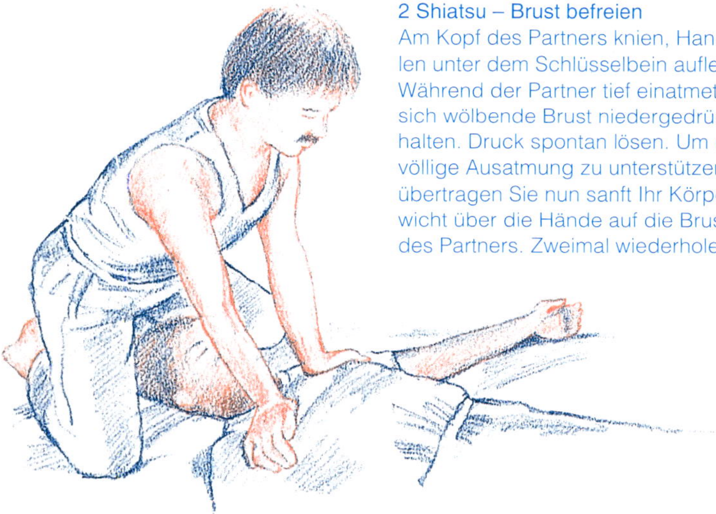

2 Shiatsu – Brust befreien

Am Kopf des Partners knien, Handballen unter dem Schlüsselbein auflegen. Während der Partner tief einatmet, die sich wölbende Brust niedergedrückt halten. Druck spontan lösen. Um die völlige Ausatmung zu unterstützen, übertragen Sie nun sanft Ihr Körpergewicht über die Hände auf die Brust des Partners. Zweimal wiederholen.

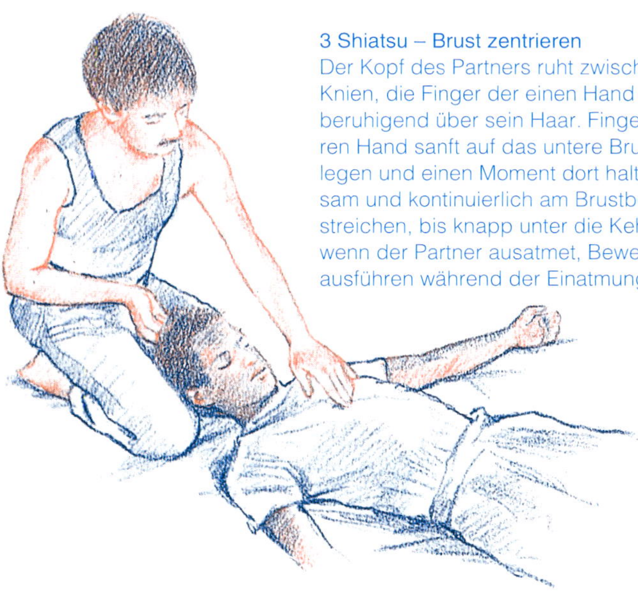

3 Shiatsu – Brust zentrieren

Der Kopf des Partners ruht zwischen Ihren Knien, die Finger der einen Hand streichen beruhigend über sein Haar. Finger der anderen Hand sanft auf das untere Brustbein legen und einen Moment dort halten. Langsam und kontinuierlich am Brustbein hochstreichen, bis knapp unter die Kehle; setzen, wenn der Partner ausatmet, Bewegung nur ausführen während der Einatmung.

Arme und Hände

Die Arme sind wesentlich für das menschliche Überleben und unsere Beziehung zur Umwelt. Seit jenem Stadium der Evolution, da der Mensch sich aufrichtete, setzen wir die Arme auf unsagbar vielfältige Weise ein, unterstützt maßgeblich von den Daumen. Und die Daumen sind es auch, die die Hände zu einem genialen Akt biologischer Schöpfung machen. Arme und Hände sind darüber hinaus Ausdruck unserer Persönlichkeit. Durch ihre Verbindung mit dem Kehlen- und Herzchakra (siehe Seite 13) vermögen sie eine breite Gefühlspalette exakt widerzuspiegeln – vom Ausstrecken der Arme zu zärtlicher Umarmung, über das Schlagen aus Haß oder Zorn bis hin zur Abwehr drohender Gefahren. Aufgrund der ausgeprägten Beweglichkeit von Armen, Handgelenken und Händen und ihrer unausgesetzten Beanspruchung im Alltag kommt es infolge Überdehnung und Überlastung häufig zu Verstauchungen und sonstigen Schäden (siehe Seite 143). Da erweisen sich Massagen in der Regenerationsphase als äußerst wertvoll. Der Tennisellbogen ist eine verbreitete Überlastungserscheinung am Arm, für die wir eine hilfreiche Berührungsfolge vorstellen. Daneben kommt es mitunter zu Krämpfen in Armen und Händen sowie rheumatischen bzw. arthritischen Veränderungen in den Gelenken (siehe Seite 147). Die gezielte Massage gelenkumliegender Gewebe schafft baldige Erleichterung.

Tennisellbogen, Krämpfe, Überlastung

Der Tennisellbogen ist eine durch Überdehnung von Muskeln und Bändern des Unterarms hervorgerufene Überlastungserscheinung an der Ellbogenaußenseite. Als schmerzhaft empfunden wird die Überlastung, die übrigens auch durch andere Aktivitäten, wie z. B. Sägen, verursacht werden kann, beim Beugen des Arms und Heben von Gegenständen. Die folgende Massage erweist sich nach anfänglicher Ruhigstellung und Eisbehandlung (siehe Seite 145) als besonders wirkungsvoll. Sie kann auch bei Krämpfen (siehe Seite 132) oder schmerzenden Armen angewendet werden, am besten mit Rosmarinöl (siehe Seite 28).

Achtung:
Vor der Behandlung arthritischer oder verletzter Gelenke lesen Sie bitte die Hinweise auf den Seiten 143 bis 149.

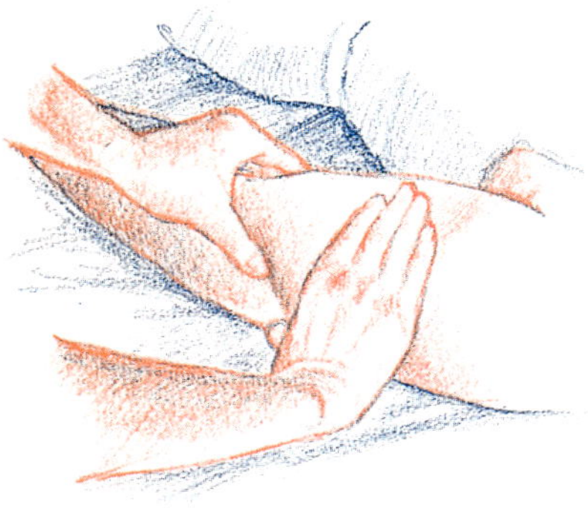

1 Kneten des Arms

Sie befinden sich an der Seite des liegenden Partners. Am Oberarm ansetzen und mit festen, rhythmischen Knetbewegungen hinunter zum Handgelenk arbeiten. Den Unterarmmuskeln knapp unter dem Ellbogen schenken Sie Ihre besondere Beachtung. Zwei- bis dreimal sorgfältig am Arm auf und ab kneten.

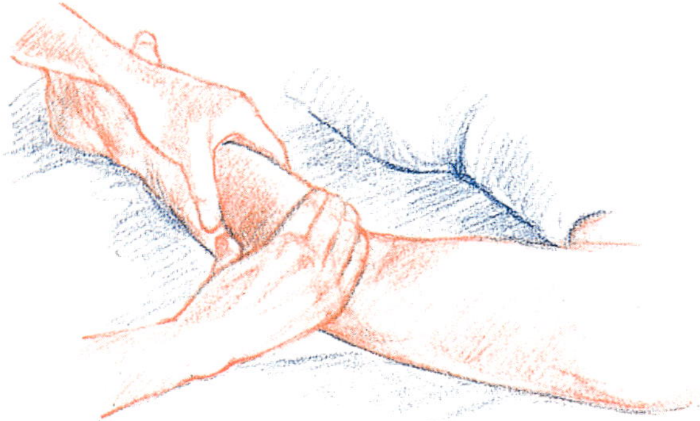

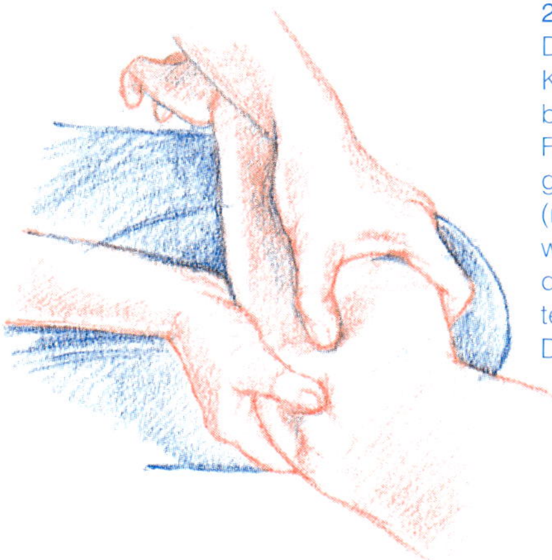

2 Massieren des Ellbogengelenks

Der Arm des Partners ruht auf Ihrem Knie, damit der Ellbogen leicht erhoben ist. Langsam mit Daumen und Fingern das Gebiet um den Ellbogen massieren, dabei dem inneren (medialen) Teil Ihr Hauptinteresse widmen. Konzentrieren Sie sich auf die tieferliegenden Gewebeschichten; treten Schmerzen auf, wird die Druckstärke vermindert.

3 Daumenstreichen an den Unterarm-Gewebsfasern

Den Unterarm des Partners leicht anheben. Daumen in Handgelenkhöhe aufsetzen, mit langsamen, kräftigen Strichen erst an der Rückseite, dann an der Vorderseite nach oben fahren. Dem Verlauf der nach unten gerichteten Fasern entgegengesetzt das Gewebe abwechselnd nach oben und außen schieben. Verweilen Sie besonders lange auf dem Abschnitt direkt unter dem Ellbogengelenk.

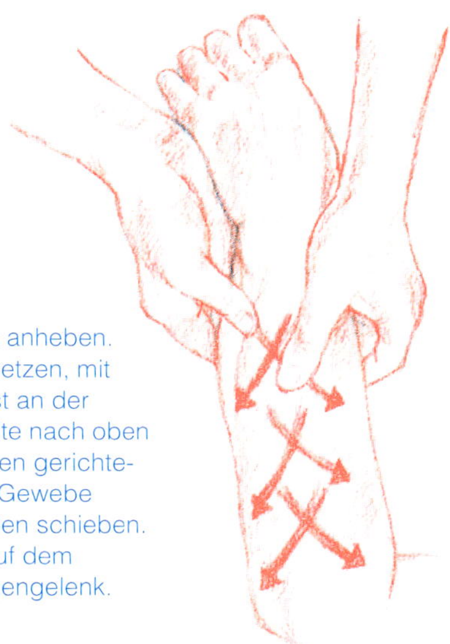

Beschwerden an den Händen und am Handgelenk

Entzündliche Veränderungen an den Händen können durch sanftes, gefühlvolles Massieren im Gelenkbereich zum Abklingen gebracht werden (siehe Seite 147). Ihr Partner kann während der Behandlung sitzen oder liegen. Testen Sie die hier gezeigten Griffe gemeinsam mit der Handsequenz der Ganzkörpermassage (siehe Seite 56f., Schritte 21 – 23), um herauszufinden, was dem Partner guttut. Gegen Verstauchungen und Faserrisse (siehe Seite 143) ebenfalls nicht gefeit sind die Finger. In der Regeneration beschleunigt Massage die Heilung und die Rückerlangung der Beweglichkeit.

Achtung:

Vor der Behandlung arthritischer oder verletzter Gelenke lesen Sie bitte die Hinweise auf den Seiten 143 bis 149.

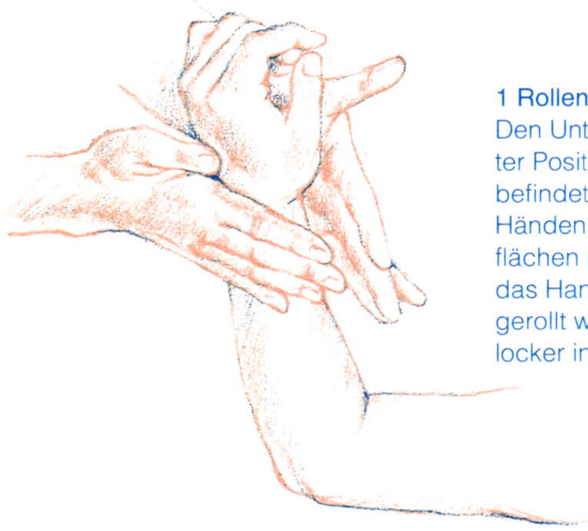

1 Rollen des Handgelenks

Den Unterarm des Partners in aufrechter Position aufstützen, das Handgelenk befindet sich zwischen Ihren beiden Händen. Bewegen Sie Ihre Handflächen rasch vor und zurück, so daß das Handgelenk des Partners heftig gerollt wird. Die Hand schlenkert dabei locker in der Luft.

2 Beugen des Handgelenks

Als nächstes wird das Handgelenk gebeugt. Dazu befindet sich der Arm nach wie vor aufrecht. Eine Hand umschließt das Handgelenk des Partners, mit der freien Hand fassen Sie seine Finger. Üben Sie Druck auf den Handrücken aus. Tun Sie das langsam und mit größter Vorsicht, die Toleranzschwelle ist schnell erreicht.

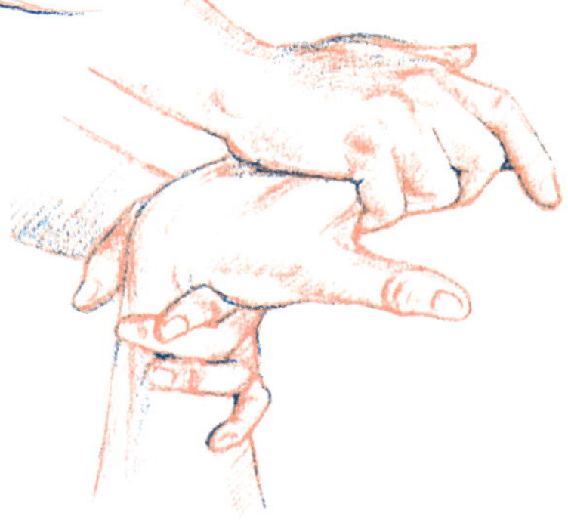

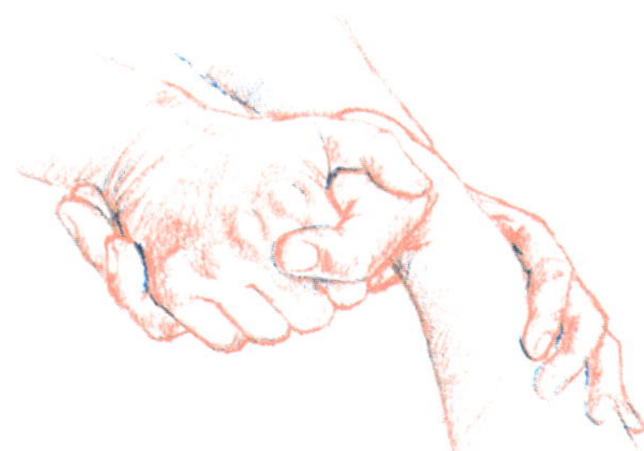

3 Strecken des Handgelenks

Der Arm verharrt in der gleichen Position, während Sie nun mit Ihrer Hand die Handfläche des Partners nach hinten drücken und damit die Handgelenksvorderseite strecken. Drücken Sie die Hand langsam so weit wie möglich zurück, danach loslassen. Unterdessen stützt Ihre Hand den Unterarm des Partners.

4 Öffnen der Handfläche

Die Handfläche des Partners ist als nächstes zum Boden gekehrt. Handballen beider Hände auf den Handrücken legen, Ihre Finger befinden sich unter der Handfläche. Mit den Ballen Druck ausüben, inzwischen pressen die Finger die Hand nach oben. Durch den entgegengesetzten Druck werden die Knochen der Hand auseinanderbewegt und geöffnet.

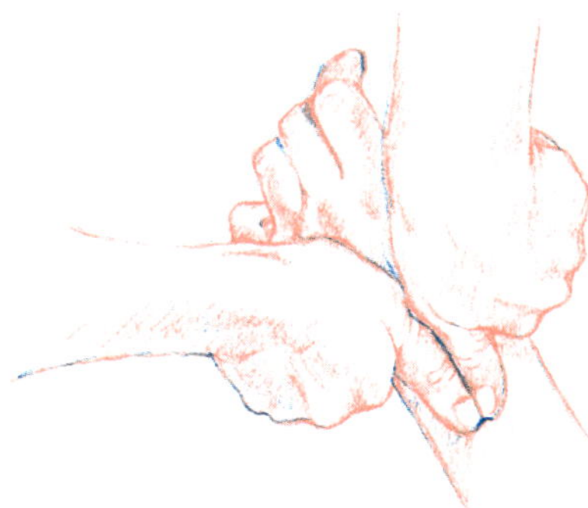

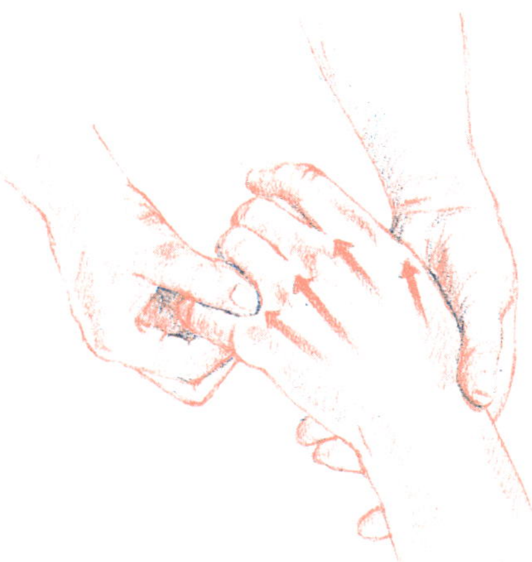

5 Festes Streichen auf den Fingervertiefungen

Mit einer Hand halten Sie das Handgelenk des Partners. Daumen und Zeigefinger benutzen, um in die Vertiefung zwischen den Handknochen zu drücken. Langsam und in festen Strichen vom Ansatzpunkt beim Handgelenk zur Hautfalte zwischen den Fingern hinauffahren. Einfacher ist es, zwei Vertiefungen mit der einen und zwei mit der anderen Hand zu bearbeiten.

6 Strecken der Finger

Strecken Sie nun die Innenseite der Finger, indem Sie den Daumen auf die Knöchelreihe legen. Mit der anderen Hand drücken Sie die Fingerspitzen so weit es geht nach hinten. Nacheinander sämtliche Finger auf diese Art strecken. Bitten Sie den Partner, Ihnen zu sagen, wann die Schmerzgrenze erreicht ist.

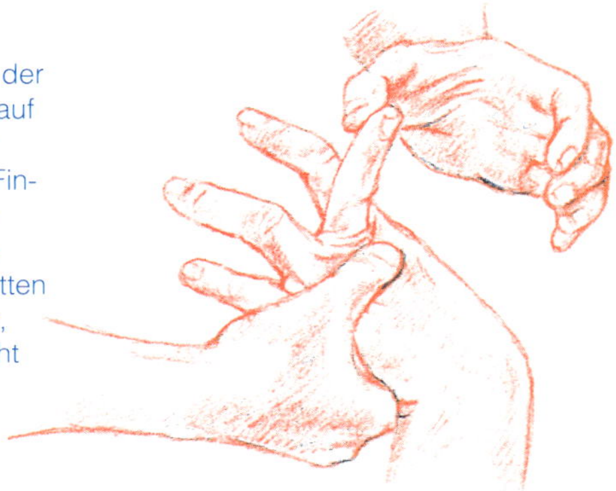

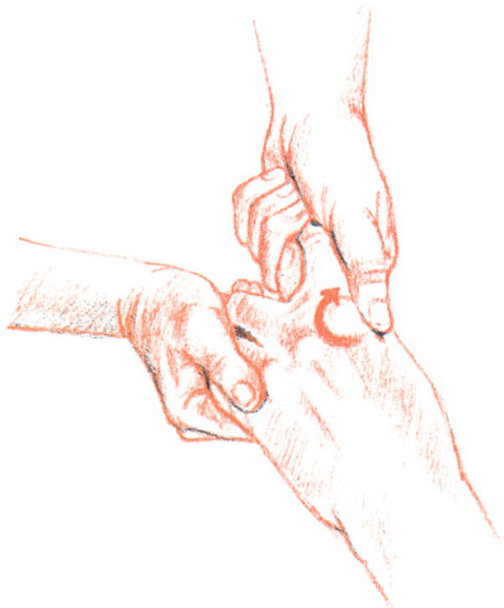

7 Kreisen an den Fingerknöcheln

Mit einer Hand die Hand des Partners fassen, die Finger Ihrer zweiten Hand fest um einen Finger legen und diesen somit isolieren. Mit dem Daumen langsam kleine Kreise um den Knöchel herum beschreiben, dabei Druck auf das weichere Gewebe ausüben. Auf die Art alle zehn Fingerknöchel, einschließlich Daumen, behandeln.

8 Ziehen der Finger

Bei der Abschlußübung umschließen Sie den zu bearbeitenden Finger ganz. Über die gesamte Länge bis zu den Fingerspitzen wringen und pressen, währenddessen leicht am Finger ziehen. Besonders intensiv widmen Sie sich dem Bereich um die Fingergrundgelenke, vor allem den Bändern an den Fingerseiten.

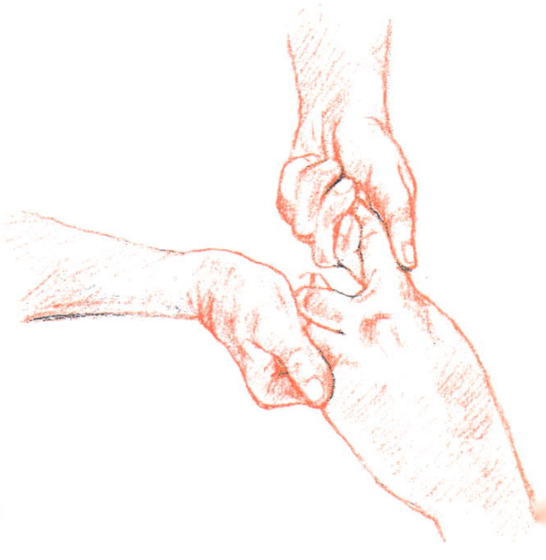

Magen und Bauch

Der Bauch ist ein weicher, muskeldurchzogener und ausgesprochen empfindsamer Bereich, von Knochen weitgehend ungestützt. In grauer Vorzeit, als wir die Fähigkeit zum aufrechten Gang entwickelten, begannen wir der Welt unsere sensiblen Bäuche darzubieten. Das machte uns verletzbar; parallel dazu wuchs der Wille zur Kommunikation. Der Bauch ist mit dem Solarplexuschakra (siehe Seite 13) verbunden, dem Ursprung von ungezügelter Emotion, Angst, aber auch von Änderung und Wandel. In gleicher Höhe befindet sich das Zwerchfell, die Trennlinie zwischen Brust und Bauch. Die Atmung ist ein verläßliches Indiz für physische und seelische Gesundheit. Magenbeschwerden rühren oft von innerer Furcht und von Gefühlskonflikten; ein plötzlicher Adrenalinstoß kann prompt Übelkeit auslösen. Im Bauch sitzen die Eingeweide und alles, was wir »aus dem Bauch« heraus unmittelbar fühlen. Das Harachakra knapp unter dem Nabel ist Zentrum von Schwerkraft, Stärke und Vitalität. Von hier sind wir über die Beine »geerdet« (siehe Seite 23). Das Hara hängt eng mit der menschlichen Sexualität zusammen. Spannungen und Energiestaus in diesem Bereich sind Auslöser für Verstopfung, Blähungen und Menstruationsschmerzen. Massage und Shiatsu auf dem Bauch bremsen Überaktivität und regen träge Funktionen an.

Verdauungsbeschwerden, Völlegefühl und Übelkeit

Zu Verdauungsbeschwerden und Völlegefühl kommt es für gewöhnlich, wenn man zuviel oder Schwerbekömmliches ißt. Die folgenden Griffe bessern die Befindlichkeit. Der Bauch muß immer langsam und sehr einfühlsam massiert werden. Kamillen- oder Kardamomöl sind bei Magenbeschwerden bewährte Mittel. Die Shiatsu-Technik unter Schritt 5 stützt den ungehemmten Energiefluß, indem sie Magen und Bauchmeridian verbindet. Der zweite Shiatsu-Griff (Schritt 6) eignet sich besonders bei Übelkeit und beseitigt streßinduzierte Verkrampfungen im Bauchbereich.

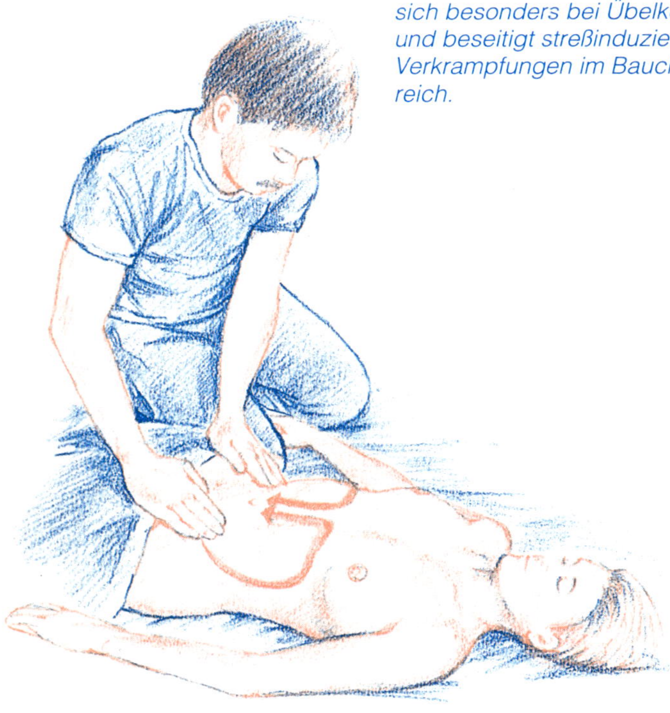

1 Sanftes Kreisen an den Rumpfseiten und am Bauch

Knien Sie in Hüfthöhe neben dem Partner, das Gesicht zu ihm gewandt. Beide Hände weich zwischen die Hüftknochen bringen. Sanft über die Rumpfseiten bis unter die Brüste und wieder zum Ausgangspunkt streichen. In der Bauchmitte achten Sie bitte auf besonders behutsame Berührungen. Mehrmals wiederholen.

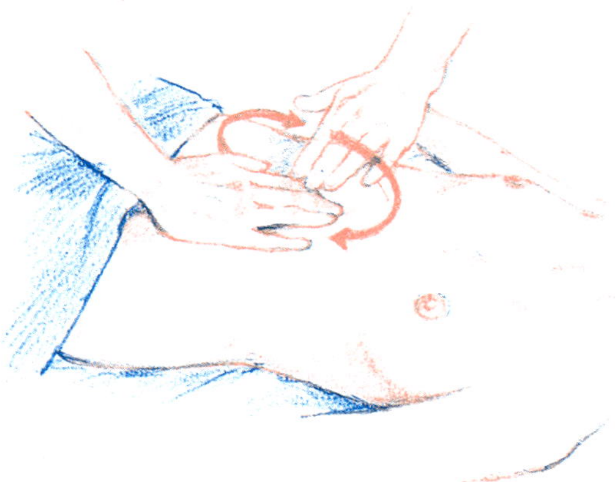

2 Streichen des unteren Brustkorbs und des Bauches
Hände auf einer Brustkorbseite aufsetzen und eine nach der anderen über Brustkorbansatz und Rippen zum Bauch führen. Leicht und sanft streichen, unteren Brustkorb insgesamt abdecken. Mehrere Wiederholungen.

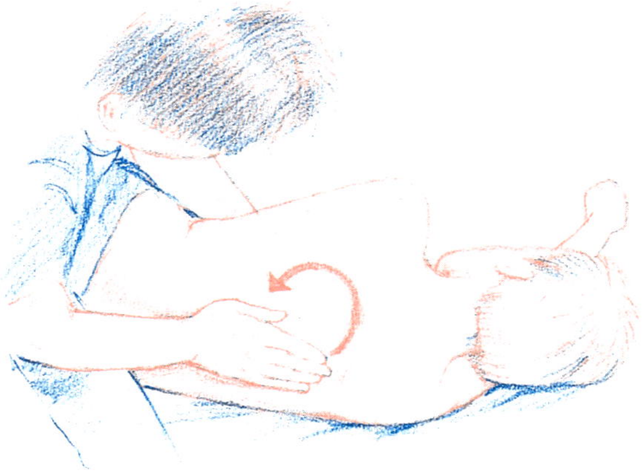

3 Bauchhalten und Rückenkreisen
Der Partner liegt in bequemer Position auf der Seite. Sie knien dicht bei seinem Rücken, eine Hand liegt unter dem Brustbein auf dem Bauch. Mit der anderen Hand beschreiben Sie auf dem mittleren Rücken, genau gegenüber der anderen Hand, dem Uhrzeigersinn entgegengesetzte Kreise. Achten Sie darauf, daß die arbeitende Hand locker bleibt, und bleiben Sie konzentriert. Die Hand langsam über die Konturen gleiten lassen.

4 Druck unter die Rippen

Sie knien rechts vom Partner und bringen beide Hände unter die Rippen der linken Körperhälfte. Beherzt und zugleich zart in das Gewebe drücken. Die Hand hält jeweils den Hautkontakt, während Daumen und Fingerkuppen kreisend Druck ausüben. Langsam und in sanftem Fluß von links nach rechts quer über den Körper wandern. Gehen Sie vorsichtig vor, und achten Sie darauf, die Schmerzgrenze nicht zu überschreiten.

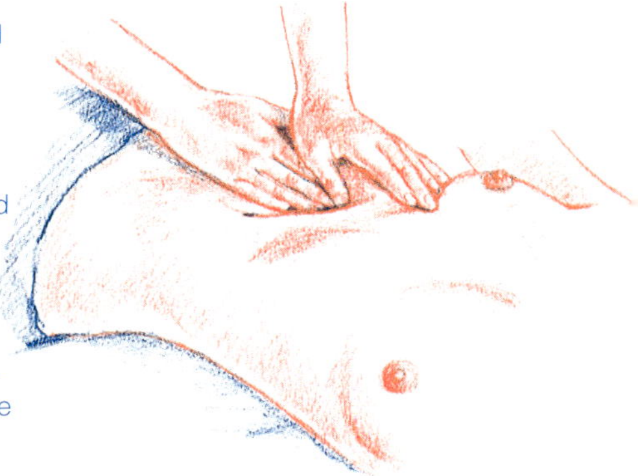

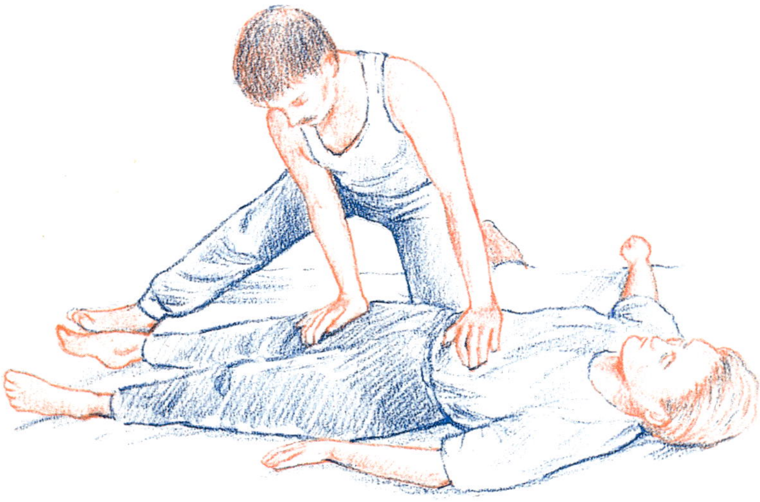

5 Shiatsu – Handflächendruck am Bauchmeridian

Knien Sie neben dem Partner, und sorgen Sie dafür, daß sein Bein nach innen gedreht ist, indem Sie Ihren Fuß gegen den seinen stemmen. Eine Hand ruht unter dem Brustbein, mit der Handfläche der anderen Hand nach und nach am Bein abwärtspressen. Legen Sie Ihr Körpergewicht in die Bewegung. Kurz halten, danach lösen und im ganzen dreimal wiederholen.

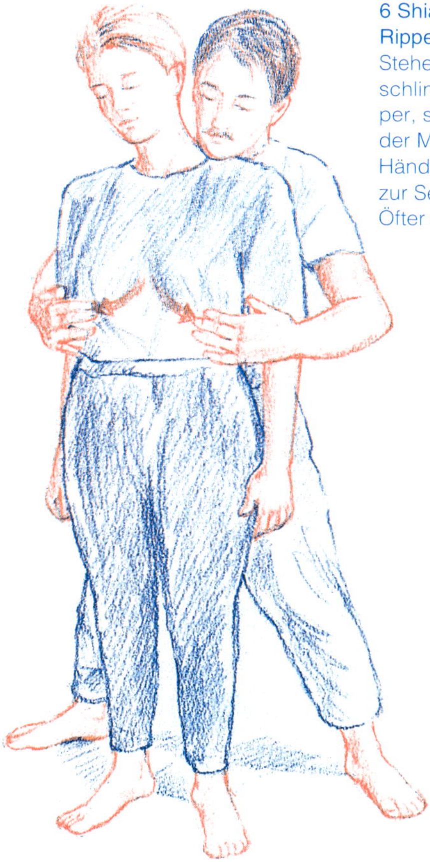

6 Shiatsu – Querstriche an der Rippenbasis

Stehen Sie dicht hinter dem Partner, schlingen Sie die Arme um seinen Körper, so daß die Fingerspitzen sich in der Mitte des Brustbeins treffen. Beide Hände sanft über die unteren Rippen zur Seite und weg vom Körper ziehen. Öfter wiederholen.

Verstopfung und Blähungen

Wahrscheinliche Ursachen für Verstopfung sind ballaststoffarme Ernährung, emotionale Konflikte und mangelnde Flüssigkeitszufuhr. Bei Blähungen sammeln sich Gase im Darm, was Unpäßlichkeit nach sich zieht. Der erste Griff (Schritt 1) folgt dem im Uhrzeigersinn verlaufenden Darmtrakt und begünstigt so den Verdauungsvorgang. Bei Massagen im Bauchbereich sind die Hände zunächst nur leicht aufzulegen, bevor mit Vorsicht und Sanftheit allmählich tiefer gearbeitet wird. Gehen Sie besonnen vor, und achten Sie aufmerksam auf das, was Ihre Hände fühlen. Majoran- und Fenchelöl (siehe Seite 28) optimieren den Massagenutzen.

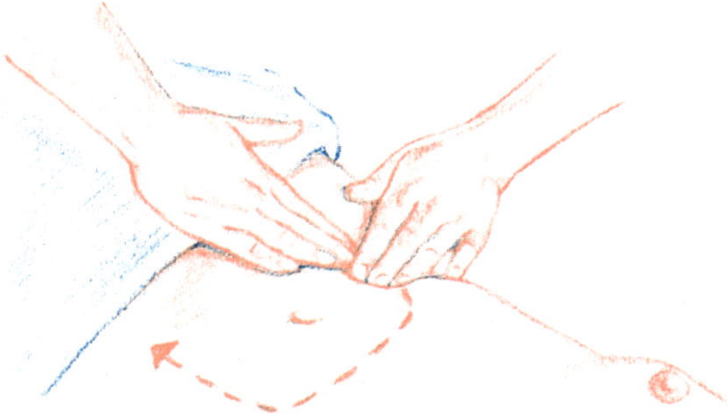

1 Kreisen am Darmtrakt

Knien Sie rechts vom Partner, und legen Sie beide Hände auf die rechte untere Bauchhälfte. Langsam nach oben fahren, dabei kleine feste Kreise auf dem Gewebe ausführend. Folgen Sie dem Verlauf des Darmtrakts, indem Sie vom rechten zum linken Rippenansatz und von da aus nach unten an die Innenseite des linken Hüftknochens fahren. Sanft zur rechten Bauchhälfte hinübergleiten und erneut den Kreis beschreiben.

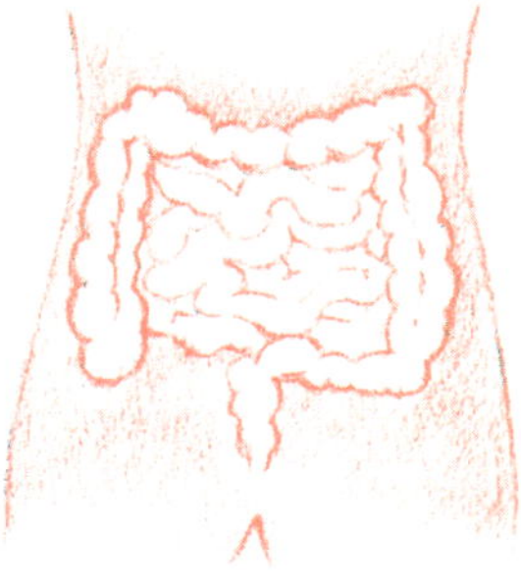

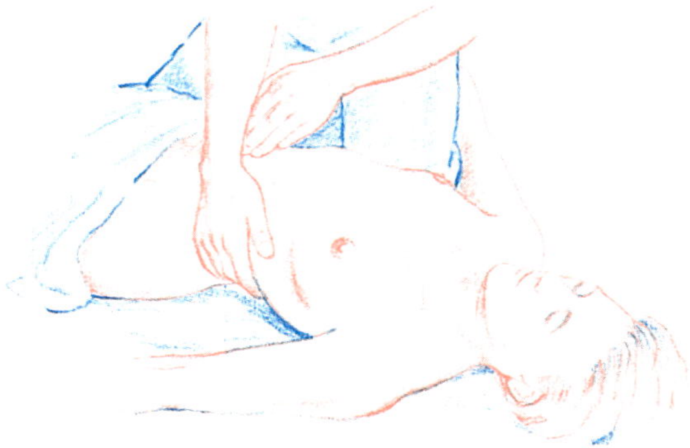

2 Hochziehen der Seiten

Fassen Sie die Ihnen abgewandte Rumpfseite des Partners. Mit langsamen, kraftvollen Griffen das Gewebe hochziehen; Ihre Hände wechseln sich ab und überlappen einander, während Sie auf die Art den Bereich zwischen Rippen und Hüften bearbeiten. Die Bewegung fließt aus Ihrem Becken und versetzt den Körper in leichtes Schaukeln. Auf der anderen Seite ebenfalls ausführen.

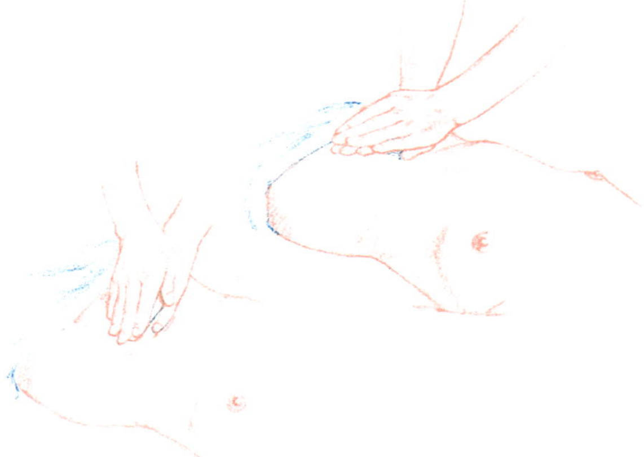

3 Bauchwiegen

Hände übereinander weich auf den Bauch des Partners legen. Mit den Handballen seitlich gegen den Bauch drücken, dabei die Finger wie in einer Welle auf das Gewebe bringen und dieses zurückziehen. Rhythmisch den Bauch hin und her wiegen und öfter wiederholen.

Menstruationsbeschwerden

Schmerzen während der Regelblutung sind gewöhnlich durch Störungen des hormonellen Gleichgewichts bedingt. Da helfen die gezeigten Sequenzen, indem sie Spannungen im gesamten Unterleibsbereich lösen. Zu Anfang umschreibt man das Steißbein mit langsamen Kreisen, da dies auf angenehme Weise beruhigt. Dem Steißbein entspringen mehrere Nervenbahnen, so daß Druckausübung den Energiestrom zu harmonisieren vermag. Durch Schaukeln des Beckens entspannt sich der ganze Körper, vor allem natürlich der Unterleib. Auch eine Beinmassage erweist sich bisweilen als hilfreich. Verwenden Sie für die Behandlung Kamillen- oder Jasminöl (siehe Seite 28).

Achtung:

Bei anhaltenden und/oder schwerwiegenden Menstruationsbeschwerden ärztlichen Rat einholen.

1 Bauchhalten und Steißbeinumkreisen

Ihre Partnerin liegt in angedeuteter Kauerstellung auf der Seite. Sie knien dicht hinter dem Körper und bringen eine Hand weich auf den Bauchteil unterhalb des Nabels. Mit der anderen Hand vollführen Sie langsam Kreise, entgegen dem Uhrzeigersinn, auf Steißbein und unterem Rücken. Vermeiden Sie ein Verkrampfen von Schultern und Händen, bleiben Sie konzentriert und locker.

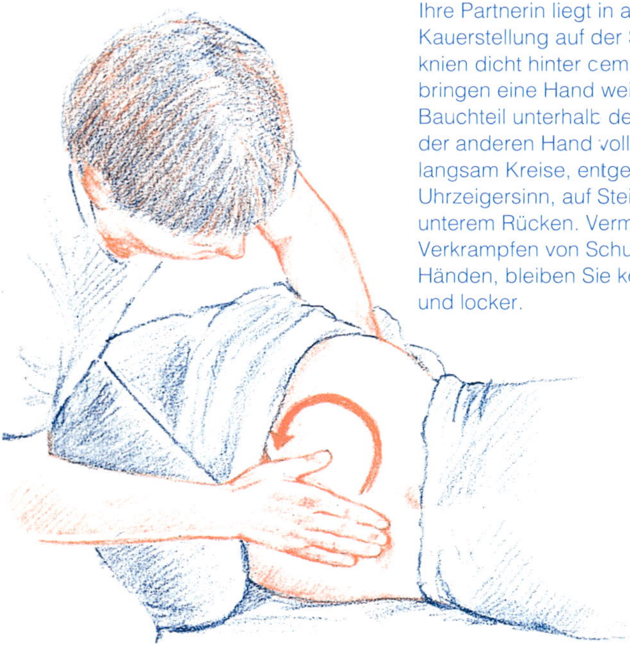

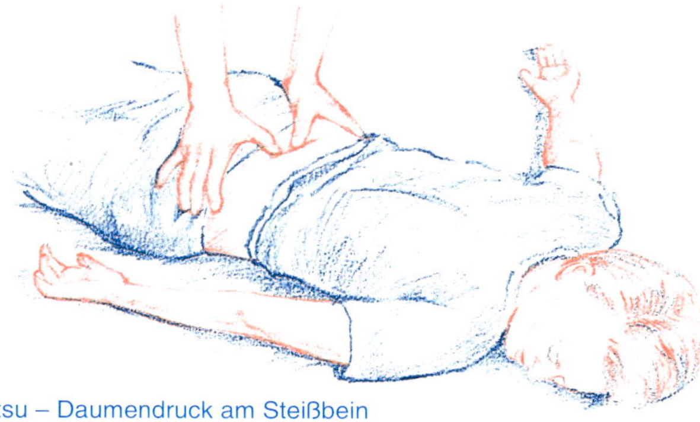

2 Shiatsu – Daumendruck am Steißbein

Sie knien auf einer Schenkelseite der Partnerin, die bäuchlings auf dem Boden liegt. Daumen oben am Steißbein aufsetzen, die Finger halten flüchtigen Hautkontakt. Die beiden Vertiefungen spüren, ab Hüfte vorlehnen und Druck auf die Daumen bringen. Einen Moment halten, Oberkörper wieder aufrichten und Daumen lösen. Weiter unten aufsetzen, auf die Art in sämtliche Mulden bis zum Steißbeinansatz drücken.

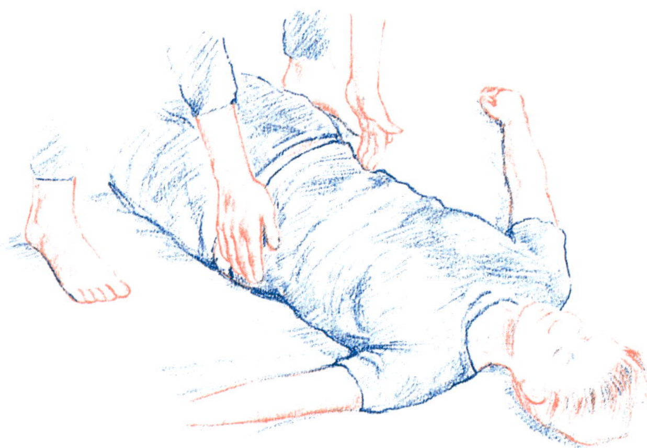

3 Shiatsu – Beckenschaukeln

Bitten Sie die Partnerin, sich auf den Rücken zu drehen. Mit gespreizten Beinen über ihr stehen, Knie beugen und vom Becken aus vorneigen. Fingerspitzen auf die Hüften legen und das Becken von einer Seite zur anderen in eine rhythmische Schaukelbewegung versetzen. Ist diese eingeleitet, bedarf die Fortsetzung nur leichter Berührung.

Mittlerer und unterer Rücken

Der Rücken ist Sitz eines Großteils unserer Kraft. Trotz dieser bemerkenswerten Kraft sind Rückenprobleme heute das am häufigsten anzutreffende Beschwerdebild. Fehlende regelmäßige Sportausübung, schlechte Körperhaltung, Verspannungen und Streß – all dies sind Faktoren, die die Anfälligkeit des Rückens für Schmerz- und Überlastungssymptome, wie auch für ernstere Schäden, erhöhen; bestes Beispiel ist der »Bandscheibenvorfall«. Dabei quillt der gallertartige Kern aus einem der Puffer zwischen zwei Wirbelkörpern hervor und drückt auf die Nerven. Dies ist jedoch nicht die einzige Ursache für Rückenschmerzen. Die großen Rückenmuskeln werden leicht überlastet, hier bilden Massagen eine ausgezeichnete Therapie. Der mittlere Rücken ist mit dem Solarplexuschakra, Zentrum von Gefühl und Wandel, der untere Rücken mit Hara (Kraft, Vitalität, Sexualität) und Wurzelchakra (Arbeit, Lebenssituation und -umstände – siehe Seite 13) gekoppelt. Viele Rückenprobleme, insbesondere im Lendenbereich, sind emotional, etwa durch gestaute Energie im Becken, begründet. Weil ausreichende Bewegung und Inanspruchnahme der Muskeln und Gelenke Voraussetzung für die Gesunderhaltung sind, finden Sie im folgenden Übungen, die die Geschmeidigkeit bewahren und fördern helfen.

Schmerzen im mittleren Rücken

Schmerzen im mittleren Rücken sind oft Folge von Verspannungen in den längs der Wirbelsäule verlaufenden Muskelsträngen. Ölen Sie den Rücken in einem großflächigen Einleitungsstreichen ein, bevor Sie mit den gezeigten Griffen beginnen. Bei Schritt 1 und 2 werden die Rückenstreckermuskeln direkt bearbeitet, einmal längs, einmal quer zum Faserverlauf. Die Unterarme kommen in Schritt 3 in einer breit angelegten angenehmen Dehnung der gesamten Rückenpartie zum Einsatz.

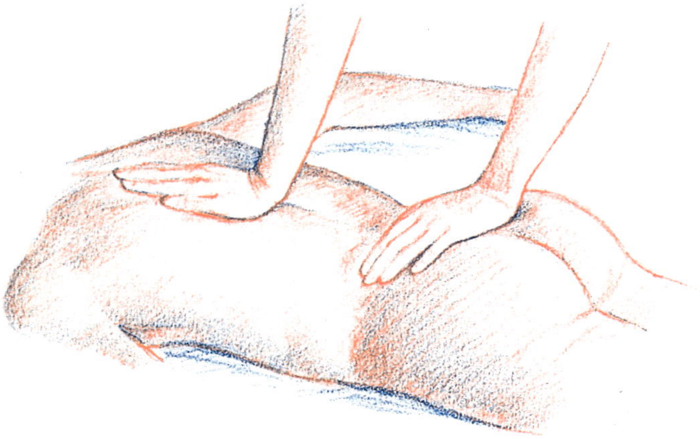

1 Längsdruck am Rückenstrecker

Knien Sie in Hüfthöhe neben dem Partner, und legen Sie eine Hand auf das Steißbein. Ballen der zweiten Hand benutzen, um mit Hilfe Ihres Körpergewichts Druck auf die Muskelstränge seitlich der Wirbelsäule auszuüben. Längs der Wirbelsäule äußerst langsam nach oben wandern, auf diese Weise den gesamten mittleren Rücken bearbeiten. Auf beiden Seiten der Wirbelsäule wiederholt ausführen.

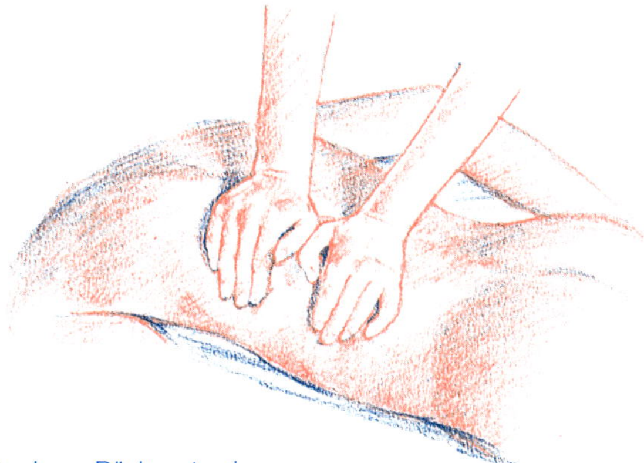

2 Querdruck am Rückenstrecker

Auf gegrätschten Knien befinden Sie sich seitlich vom Partner. Knapp unter dem Schulterblatt die Handballen auf die Muskeln der Ihnen abgewandten Wirbelsäulenseite legen. Von der Hüfte aus vorneigen und einen Teil des Körpergewichts einsetzen, um den Muskel fest zur Rumpfseite zu drücken. Abwärts zum mittleren Rücken wandern, dann Seiten wechseln und wiederholen.

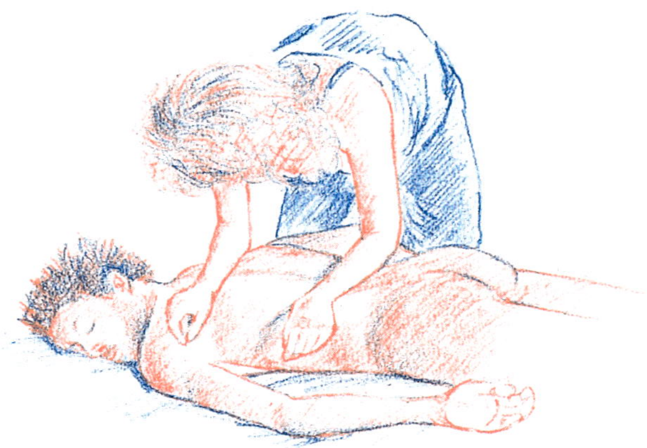

3 Dehnung am mittleren Rücken

Knien Sie seitlich des Partners, und legen Sie die weiche Innenseite Ihrer Unterarme auf den mittleren Rückenteil. Die Arme mit Druck zu Nacken und Steißbein auseinanderschieben. Erneut aufsetzen, diesmal diagonal zwischen Schulter und schräg gegenüberliegender Pohälfte auseinanderbewegen. Diagonaldehnung entgegengesetzt wiederholen.

Schmerzen im unteren Rücken

Schmerzen im unteren Rücken zählen zu den am häufigsten auftretenden von allen in diesem Buch genannten Beschwerden. Neben einer Reihe von Massagegriffen, die man mit Zirkeln im Lumbarbereich (siehe Seite 48f.) kombinieren kann, zeigen wir nützliche Dehntechniken. In Schritt 3 befindet sich der Empfänger in der vom Yoga her bekannten Position »Zusammengerolltes Blatt«. Sollte diese unbequem sein, erzielen Sie eine ähnliche Wirkung, indem Sie die Knie des Partners nach unten gedrückt halten (siehe Schritt 2 auf Seite 121). Rosmarinöl ist für diesen Bereich am besten geeignet (siehe Seite 28).

Achtung:

Bei plötzlichen oder heftigen Rückenschmerzen unbedingt einen Osteopathen, Chiropraktiker oder Facharzt konsultieren.

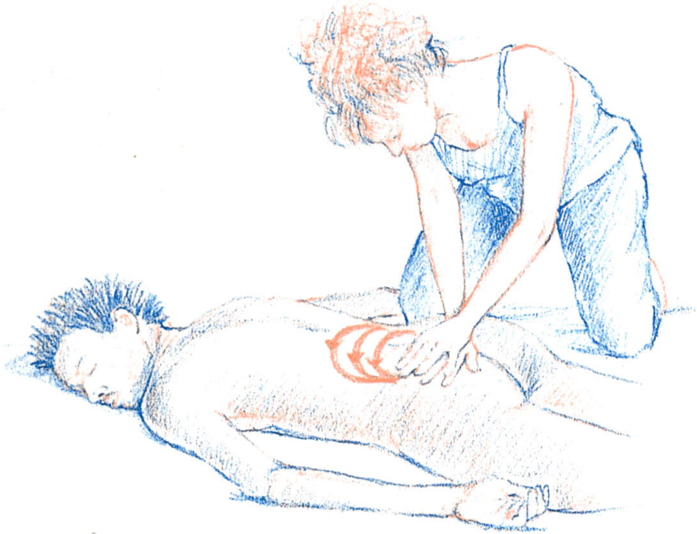

1 Kreisen am Steißbein

Knien Sie beim Partner, Ihre Hände liegen in oben illustrierter Weise übereinander auf dem Steißbein. Mit einem Teil Ihres Körpergewichts auf dem Steißbein langsame Kreise entgegen dem Uhrzeigersinn ziehen. Allmählich auf den unteren Rücken ausdehnen, jedesmal zum Steiß zurückkommen. Finden Sie heraus, wieviel Druck dem Partner am angenehmsten ist.

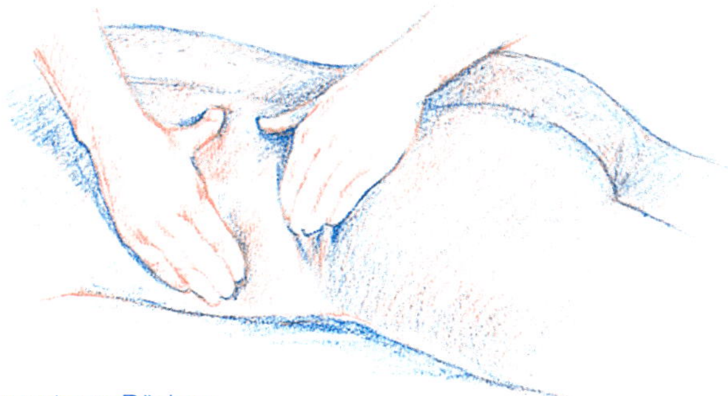

2 Kneten am unteren Rücken

Als nächstes die Ihnen abgewandte Seite des unteren Rückens mit rhythmischem und massivem Kneten bearbeiten. Das Gewebe mit der ganzen Hand gründlich durchwalken. Nicht hastig arbeiten. Andere Seite in der gleichen Weise massieren.

3 »Zusammengerolltes Blatt« und Wirbelsäulendehnung

Der Partner kniet mit der Stirn auf dem Boden. Ist diese Yogaposition unangenehm, schieben Sie ein Kissen zwischen Fersen und Gesäß. Eine Ihrer Hände liegt auf dem Wirbelsäulenansatz, die andere auf dem oberen Teil des Rückens. Pressen Sie Ihren Körper nach unten, und üben Sie mit den Händen entgegengesetzten Druck aus. Die Wirbelsäule wird auf wohltuende Weise gedehnt.

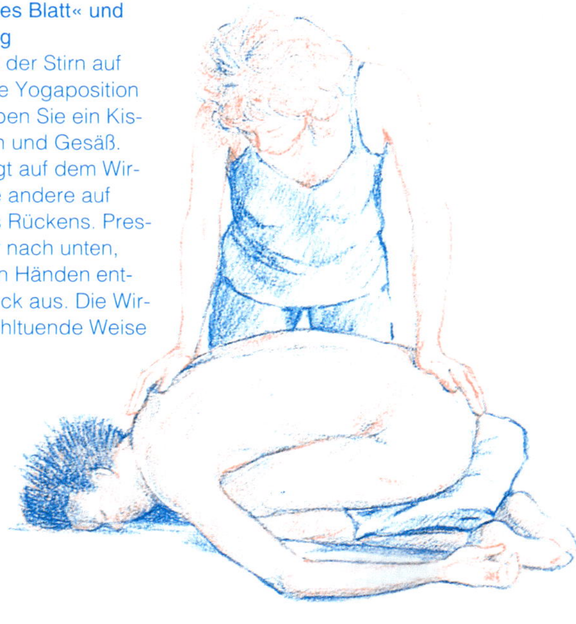

Shiatsu gegen Schmerzen im unteren Rücken

Shiatsu im unteren Rückenbereich wirkt positiv auf gezerrte oder verkrampfte Muskeln. Für Schmerzen in der Lendenwirbelpartie sind vielfach Disfunktionen in Nieren, Kleineingeweiden und in den Organen des Beckens verantwortlich. Ähnlich bedeuten steife Kniebeuger eine zusätzliche Belastung. Lockerungs- und Dehnübungen für Rücken und Beine sowie Kräftigungsübungen für das Hara leisten da entscheidende Dienste. Beim unteren Rücken handelt es sich meist um einen durch Schwäche gekennzeichneten Bereich; arbeiten Sie daher betont langsam und umsichtig. Passen Sie die Atmung der des Partners sowie den eigenen Bewegungen an, indem Sie während der Druckausübung ausatmen.

1 Shiatsu – Beckenschwung

Ihr Partner liegt auf dem Rücken, Sie stehen in der Grätsche – Knie gebeugt – über ihm. Seine Beine befinden sich zwischen Ihren Füßen, die schulterbreit voneinander entfernt sind. Unter den Knien des Partners anfassen und mit den Unterarmen dessen Beine heben. Ihre Ellbogen ruhen dabei auf Ihren Knien. Sobald Sie sich festen Stand verschafft haben, vorsichtig nach hinten auf die Füße des Partners setzen. Damit löst sich sein Becken zwei bis drei Zentimeter vom Boden. Schwingen Sie seinen gesamten Unterkörper sachte nach rechts und nach links.

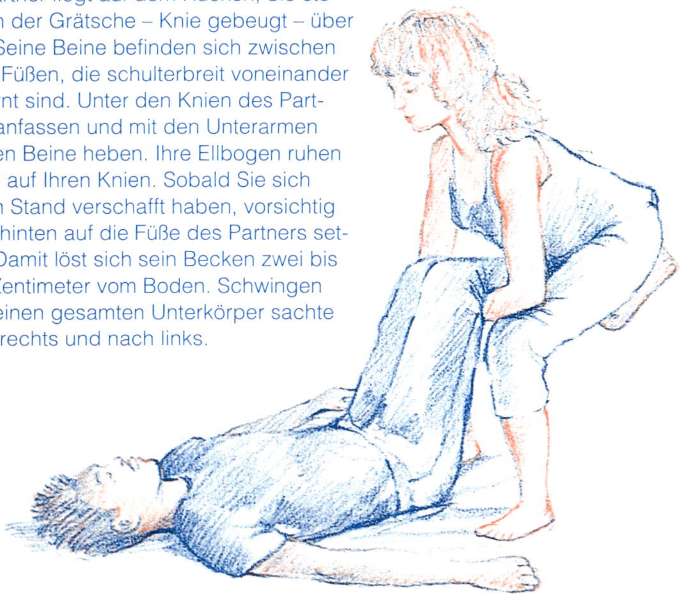

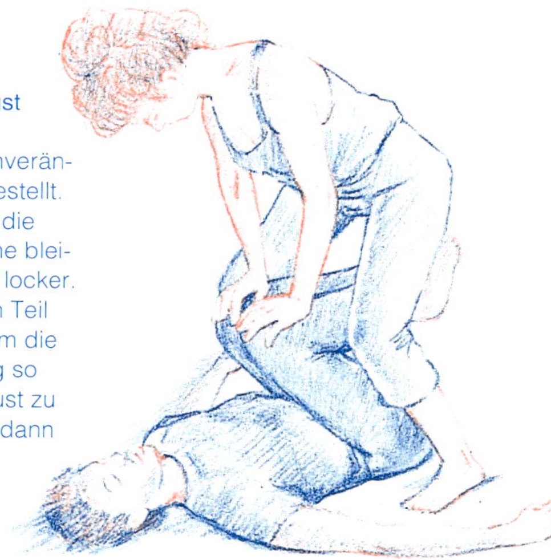

2 Shiatsu – Knie auf die Brust pressen

Die Ausgangsposition ist unverändert wie auf Seite 120 dargestellt. Bringen Sie Ihre Hände auf die Knie des Partners. Ihre Beine bleiben gebeugt, die Schultern locker. Körper vorneigen und einen Teil Ihres Gewichts benutzen, um die Knie des Partners vorsichtig so weit wie möglich auf die Brust zu drücken. Kurze Zeit halten, dann langsam locker lassen.

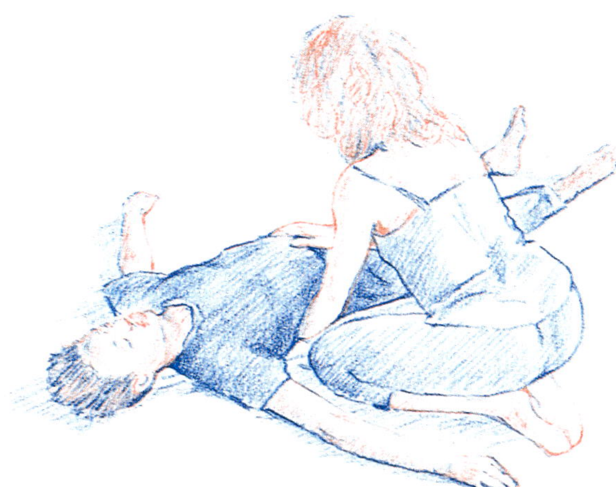

3 Shiatsu – Handauflegen auf Hara und unteren Rücken

Neben dem Partner kniend, schieben Sie eine Hand mit der Handfläche nach oben unter die Lendenwirbelsäule, die andere Hand ruht unterhalb des Nabels auf dem Hara. Entspannen, Atemrhythmus auf den des Partners abstellen. Denken Sie sich Ihre Hände als Kanäle, durch die die Heilkräfte ungehindert fließen. Bis zu drei Minuten in der Position verweilen.

Ischialgie

Als Ischialgie bezeichnet man einen heftigen, stechenden Schmerz in Beinen, Hüfte und/oder Gesäß (oft einseitig), der bisweilen mit Kribbeln im dazugehörigen Fuß oder Bein einhergeht. Ursache ist das Heraustreten einer Bandscheibe aus dem Wirbelverband und deren schmerzhaftes Drücken auf den Ischiasnerv. Oft korrigiert sich die Störung nach einer Weile der Ruhigstellung von allein, wobei die gezeigten Griffe die Heilung ankurbeln helfen. Probieren Sie die verschiedenen Techniken aus, um sich sodann auf die Berührung mit der positivsten Wirkung zu konzentrieren. Arbeiten Sie langsam, und orientieren Sie die Druckstärke am Partner. Kamillen- oder Lavendelöl (siehe Seite 28) zeigen bei Ischias die besten Resultate.

Achtung:
Bei anhaltendem, heftigem Ischias ist der Rat eines Arztes oder Osteopathen einzuholen.

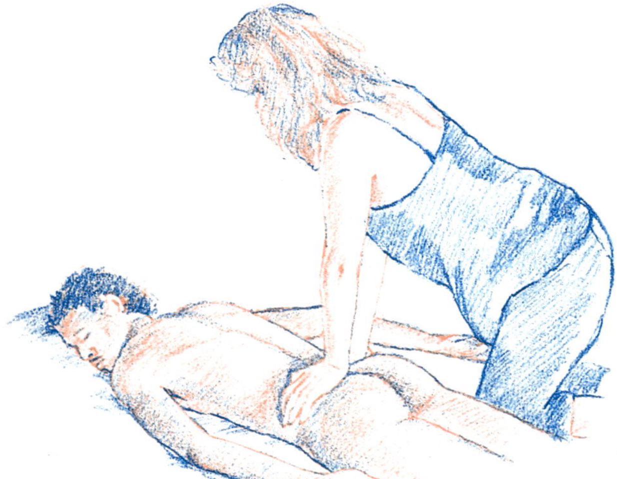

1 Querdehnung am Steißbein

Ihr Partner liegt auf dem Bauch, Sie sitzen in Oberschenkelhöhe mit Blick zum Kopf. Handballen beider Hände auf das Steißbein bringen, die Finger zeigen nach außen. Von der Hüfte aus vorlehnen, allmählich Druck auf die Hände legen. Schieben Sie die Hände langsam weg von der Körpermitte zu den Gesäßseiten, danach lösen. Erneut aufs Steißbein legen und wiederholen.

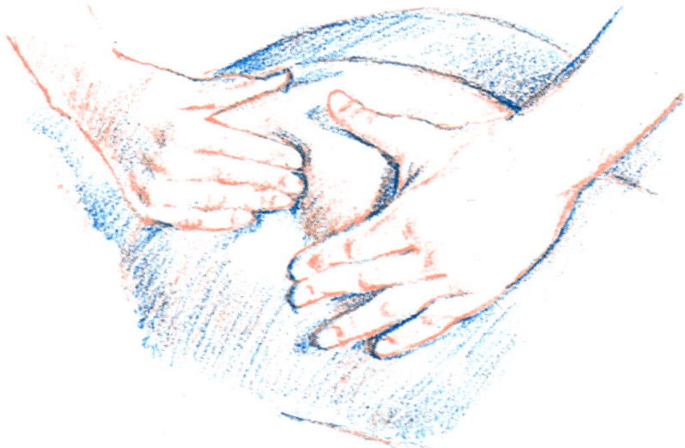

2 Kneten der Pobacken

Als nächstes zur Rumpfseite des Partners gewandt in Hüfthöhe knien. Dem Beispiel oben folgend, die gegenüberliegende Pohälfte mit der ganzen Hand greifen. Finger und Daumen arbeiten tief in das Weichgewebe und vollführen besonnene, feste Kreise. Direkt schmerzhafte Stellen umgehen, statt dessen das umliegende Gebiet massieren. Bleiben Sie stets unter der Schmerzgrenze. Auf die andere Seite überwechseln und wieder kneten.

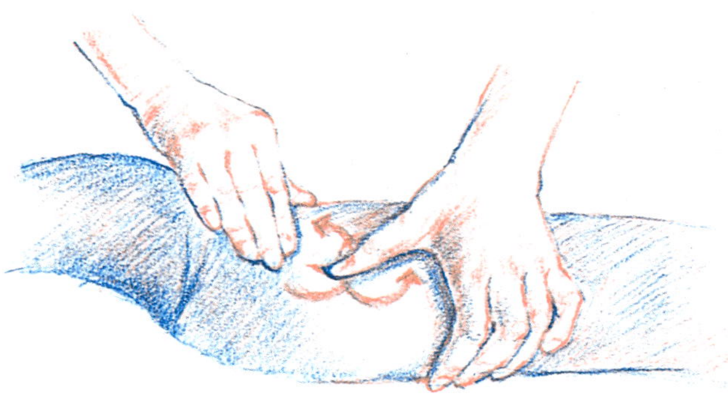

3 Zirkeln an der Beinrückseite

Mit den Fingern der einen und dem Daumen der anderen Hand kleine, überlappende Zirkel auf der Beinrückseite beschreiben. In Höhe des Gesäßes vom Oberschenkel aus zur Kniekehle arbeiten, den Druck hier mildern, nach kurzer Pause sanft mit dem Daumen den markierten Tsubo drücken. Zirkelbewegung bis tief zur Wade fortsetzen. Am anderen Bein wiederholen.

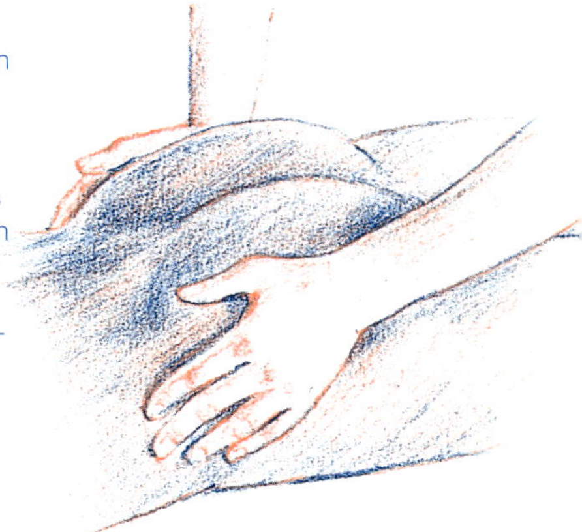

4 Handballendruck an den Poseiten

Mit Blick zum Kopf des Partners legen Sie beide Hände in rechts gezeigter Weise gegen die Vertiefung an den Poseiten. So mit den Handballen zusammendrücken. Während Sie das tun, Becken des Partners sachte nach rechts und links schwenken oder das Gewebe mit abwechselnden bzw. synchronen Kreisen bearbeiten. Empfindet der Partner das als unangenehm, gehen Sie mit gesteigerter Behutsamkeit vor.

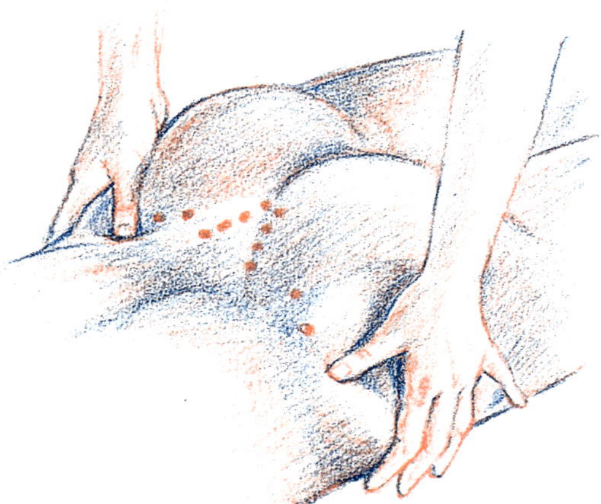

5 Daumendruck an der Steißbeinvertiefung

Knien Sie in Oberschenkelhöhe beim Partner, Ihr Gesicht zeigt zum Kopf. Daumen im oberen Steißbeinbereich rechts und links aufsetzen. Langsam vorlehnen, Druck auf die Daumen bringen, kurz halten und lösen. In die Vertiefungen auf beiden Seiten drücken, allmählich tiefer wandern. Dann die Daumen vorsichtig, wie oben gezeigt, am Beckenknochen nach außen schieben.

6 Ziehen an den Beinen

Knien Sie am Fußende des Partners, und fassen Sie einen der beiden Füße. Mit einer Hand die Ferse umschließen, mit der anderen das vordere Fußgelenk stützen. Oberkörper ab Hüfte zurückneigen, die Arme werden wie Taue gespannt. Mit Beteiligung des gesamten Körpers das Bein in gleichmäßigem, kräftigem Strecken langziehen. Loslassen und am anderen Bein wiederholen.

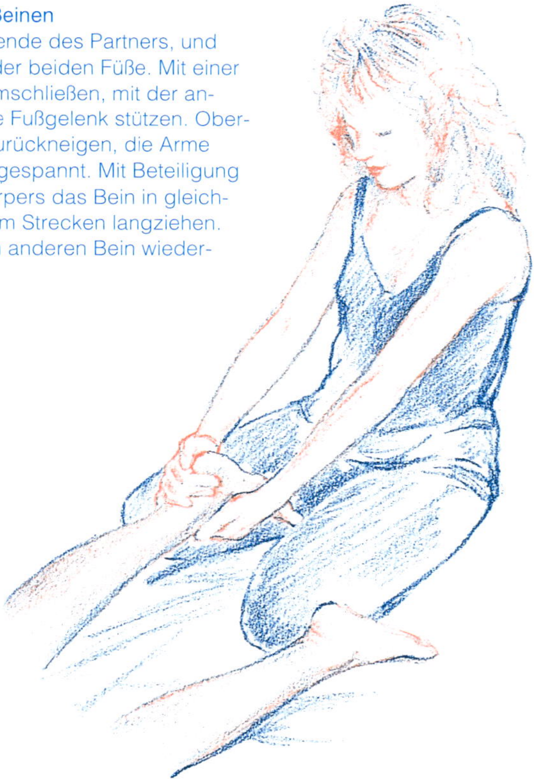

Hüftschmerzen
Die Hüften sind Angelpunkt des Körpers, indem sie Rumpf und Beine verbinden. Hier macht sich oft Verspannung breit, begünstigt durch mangelnde Sportausübung, ungleich entwickelte Beine, nicht ausgelebte Sexualität oder unterdrückten Ärger (beides im Hara verankerte Urtriebe). Es kommt zu Steifheit im Becken, was sich in schmerzenden Hüftgelenken und Beweglichkeitsverlust äußert. Durch auf die Gesäßseiten erfolgende Druckausübung werden Durchblutung und Mobilität gesteigert, die Schmerzen klingen allmählich ab. Die zuvor erläuterte Ischias-Sequenz (siehe Seite 122ff.) ist auch bei Hüftschmerzen durchaus wirkungsvoll, indem sie die Muskeln der Hüftpartie erwärmt und geschmeidig macht. Majoranöl unterstützt die Massagewirkung (siehe Seite 28).

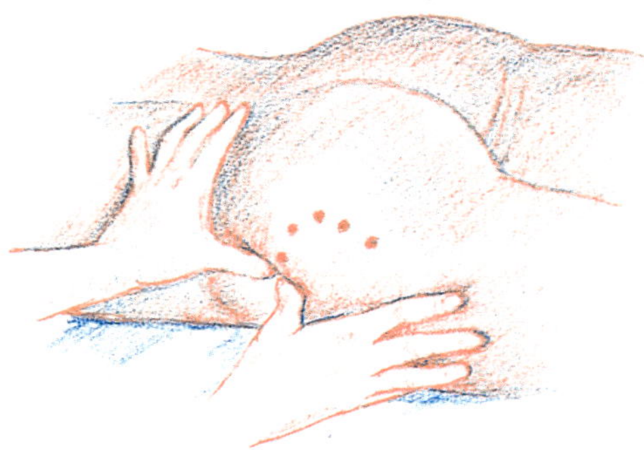

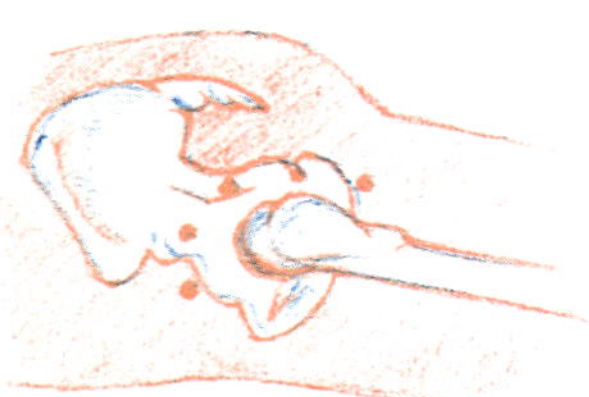

1 Daumendruck am Hüftgelenk
Knien Sie seitlich vom Partner. Die Daumen in die Vertiefung oberhalb des Hüftgelenks (siehe Markierung) legen. Oberkörper ab der Hüfte nach vorn bringen und Druck auf die Daumen ausüben. In das Gewebe drücken, halten, danach im Halbkreis um das Hüftgelenk wandern. Auf der anderen Seite wiederholen.

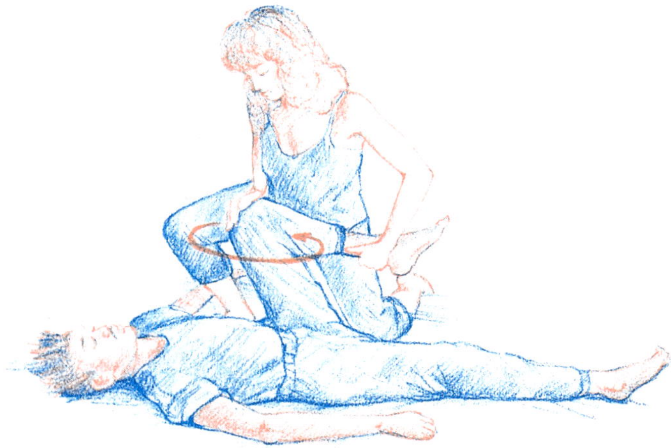

2 Shiatsu – Hüftkreisen

Der Partner liegt auf dem Rücken. Sie knien mit einem Bein aufgestellt neben seiner Hüfte und heben sein Bein, wie oben gezeigt, an. Eine Hand liegt auf dem Knie, die andere unter dem Fußgelenk. Kreisen Sie um das Knie des Partners; anfangs die Kreise klein ziehen, allmählich so weit es geht ausdehnen. Danach die Richtung ändern. Gehen Sie ohne Hast vor, und überschreiten Sie niemals die Schmerzgrenze. Anschließend die andere Hüfte kreisen.

3 Shiatsu – Knie an die Brust drücken

Mit angewinkeltem Bein neben dem Oberschenkel des auf dem Rücken liegenden Partners knien. Fassen Sie sein Bein, wie rechts gezeigt, eine Hand liegt auf dem Knie, die andere am Fußgelenk. Das Bein heben, durch Vorverlagerung des eigenen Körpergewichts vorsichtig so weit wie möglich auf die Brust drücken. Ein paar Sekunden halten, langsam wieder ablegen und am anderen Bein wiederholen.

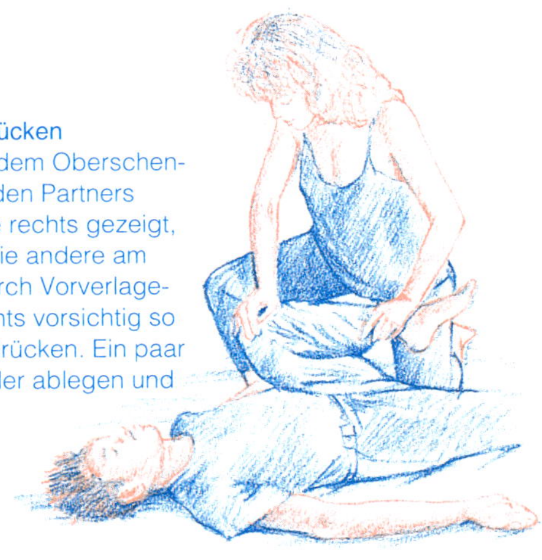

Übungen bei Beschwerden im mittleren und unteren Rücken

Würden wir den Rücken durch regelmäßige Bewegung gesund und geschmeidig halten und mehr Wert auf unsere Haltung legen – eine Menge Menschen bliebe von Rückenschmerzen verschont. Sie finden hier eine Reihe von Vorschlägen für die tägliche Übung. Übertreiben Sie nichts, achten Sie auf langsame, fließende Bewegungen, und trainieren Sie nur so lange Sie können. Richtiges Atmen (Einatmen beim Strecken, Ausatmen beim Zusammenrollen des Körpers) fördert die Durchblutung und regeneriert überanstrengte Muskeln. Steigern Sie sich allmählich auf halbe Situps. Schmerzen sind eine unbedingte Warnung, Ihrem Körper nicht zuviel zuzumuten. Ein kleines Kissen unter der Hüfte entlastet den Rücken.

1 »In den Schmerz atmen«

Sie liegen zunächst auf dem Rücken, die Füße sind hüftweit voneinander entfernt, Beine angewinkelt, Arme und Schultern entspannt. Lenken Sie Ihre Aufmerksamkeit auf ein Spannungs- oder Schmerzfeld im Körper. Beim Einatmen stellen Sie sich vor, wie heilende Kräfte in diesen Bereich strömen, während Sie beim Ausatmen fühlen, wie auch der Schmerz den Körper verläßt. Fahren Sie einige Minuten fort, auf diese Weise bewußt und tief zu atmen.

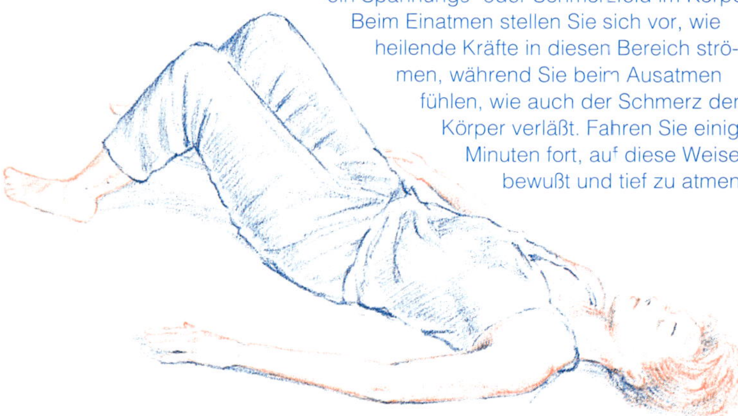

2 Beckenheben

Die Ausgangsposition bleibt gleich. Becken und unterstes Ende der Wirbelsäule leicht vom Boden heben. Bauchmuskeln dabei fest anspannen, Pobacken zusammenkneifen. Achten Sie darauf, Schultern und Hals nicht zu verkrampfen. Bis fünf zählen und oben bleiben, dann alle Muskeln entspannen und von vorn beginnen.

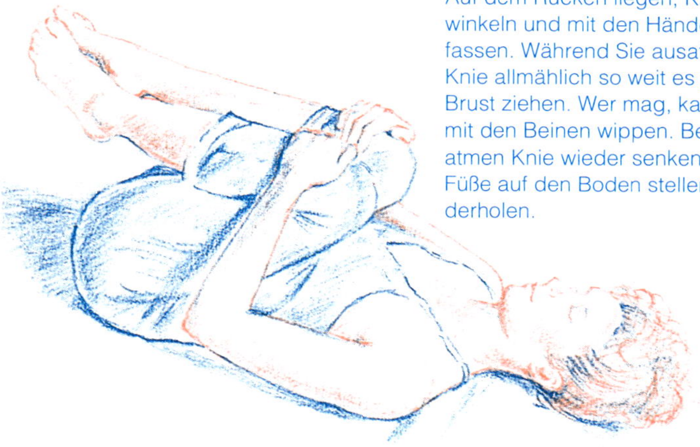

3 Knie an die Brust ziehen

Auf dem Rücken liegen, Knie anwinkeln und mit den Händen umfassen. Während Sie ausatmen, die Knie allmählich so weit es geht zur Brust ziehen. Wer mag, kann leicht mit den Beinen wippen. Beim Einatmen Knie wieder senken und Füße auf den Boden stellen. Wiederholen.

4 Knie zur Seite fallen lassen

Wieder auf dem Rücken liegen, beide Beine stehen angewinkelt auf dem Boden, die Füße sind hüftweit voneinander entfernt. Atmen Sie aus, und lassen Sie dabei ein Bein seitlich auf den Boden fallen. Schultern und Hals bleiben entspannt. Während des Einatmens das Bein zurück zur Mitte bringen und aufstellen. Beim nächsten Ausatmen sinkt das andere Bein auf den Boden. Wiederholen.

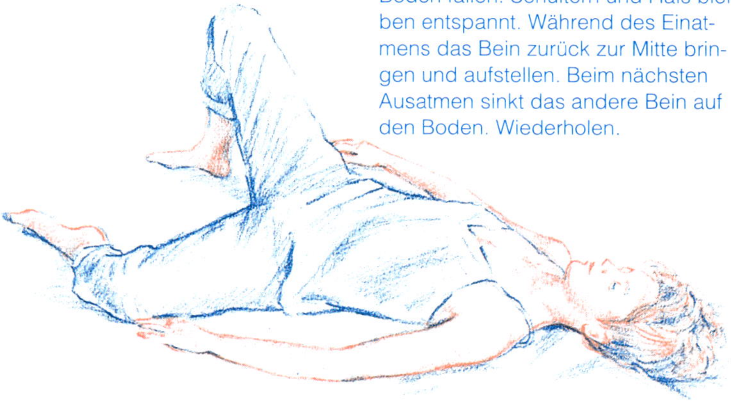

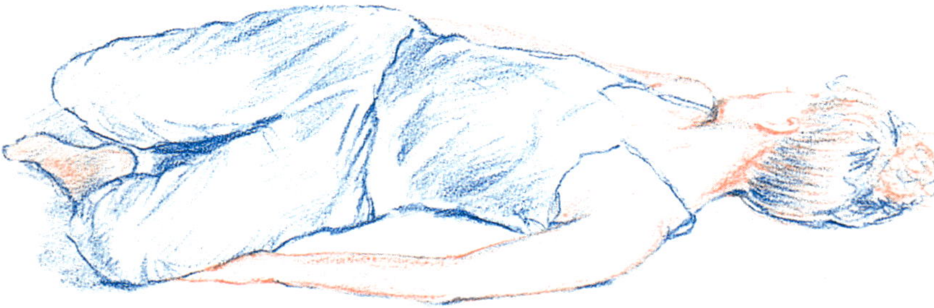

5 Sanftes Beckendrehen

Die Ausgangsposition ist die gleiche. Beim Ausatmen beide Beine gemeinsam auf eine Seite fallen lassen, so daß das Becken sich löst und mitgedreht wird. Beide Schultern bleiben auf dem Boden. Um die Dehnung zu verstärken, Kopf entgegengesetzt drehen. Einatmen und Beine zurück zur Mitte bringen. Beim nächsten Ausatmen drehen Sie das Becken zur anderen Seite.

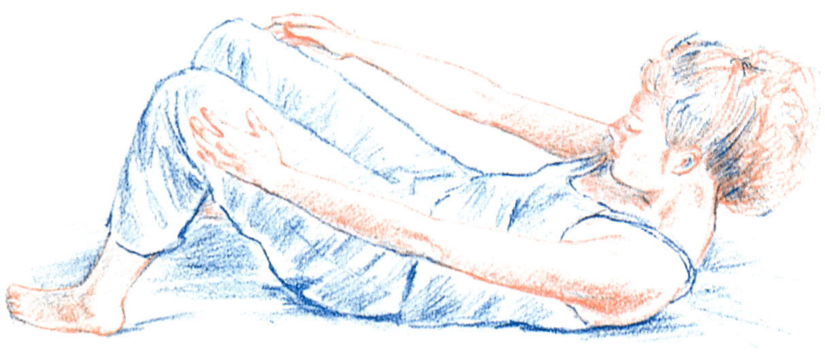

6 Halbes Aufsetzen

Mit leicht angewinkelten Beinen auf dem Boden liegen. Während Sie einatmen, Kopf, Schultern und oberen Rücken anheben, dabei die Arme strecken. Bis fünf zählen, oben bleiben. Dann allmählich zurückrollen, so daß nacheinander Rücken, Schultern und Kopf den Boden berühren, zum Schluß die Arme. Kurz entspannen. Übung wiederholen.

Beine und Füße

Unsere Beine und Füße stützen uns, tragen uns durch die Welt und sind unsere Verbindung zur Erde. Sie hängen eng zusammen mit Selbstwertgefühl und -bewußtsein oder deren Fehlen. Eine Reihe von Redewendungen macht die Analogie deutlich. »Auf eigenen Füßen stehen«, »Fuß fassen«, »auf die Füße helfen«, »mit beiden Beinen auf der Erde stehen«, um nur ein paar Beispiele zu nennen. Mit durchgedrückten Knien die Beine fest in den Boden stemmen, mag zwar auf den ersten Blick Sicherheit und Stabilität signalisieren, in Wirklichkeit erhöht eine solche Haltung die Anfälligkeit für Verletzungen, weil die Gelenke nicht beweglich sind. Die Beine sind mit Hara (Zentrum der Schwerkraft) und Wurzelchakra (grundsätzliche Lebenssituation) verbunden. Das Wurzelchakra befindet sich am unteren Ende der Wirbelsäule; von hier aus laufen Nervenstränge in Beine und Füße, die in der Tat unsere »wandelnden Wurzeln« sind. Die Füße sind äußerst komplex im Aufbau. Sie bestehen aus dem Fußgewölbe und 26 Knochen, die das gesamte Körpergewicht tragen und sämtliche Aufprallenergien abfangen. Massage erhöht unser Bewußtsein für Beine und Füße, regt die Durchblutung an, beschleunigt den Abtransport von Schlacken und Giftstoffen und läßt uns unsere Verbindung zur Erde intensiver fühlen.

Krämpfe

Krämpfe sind plötzliche, schmerzhafte Muskelkontraktionen. Sie treten überwiegend in Beinen und Füßen auf, können jedoch auch in anderen Körperbereichen auftreten. Mögliche Ursachen sind hohe Salzverluste infolge übermäßigen Schwitzens sowie mangelnde Durchblutung. Krämpfe reißen den Betroffenen oft urplötzlich aus dem Schlaf und sind mitunter sehr heftig. Wir zeigen eine Reihe von Knet- und Dehngriffen für die Waden. Häufig ist es auch sinnvoll, aufzustehen und ein paar Schritte zu gehen, um die verkrampften Muskeln zu lockern. Majoranöl (siehe Seite 28) unterstützt die Massagewirkung.

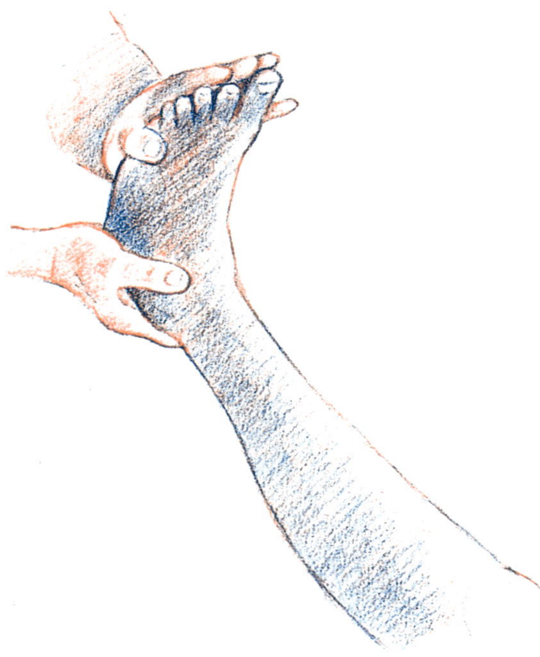

1 Dehnen der Beinrückenseite

Sitzen Sie am Fußende des Partners. Während eine Hand die Ferse umfaßt, das Bein langsam heben, um die Muskeln auf der Rückseite zu dehnen. Zur Verstärkung der Dehnung mit der freien Hand gegen die Zehenbasis drücken. Ein paar Sekunden halten, dann loslassen. So oft wie nötig wiederholen.

2 Wadenmassage

Das Knie des liegenden Partners ist gebeugt, während Sie an einer Fußseite niederknien. Benutzen Sie beide Hände, um die Wade mit rhythmischen Knet- und Wringgriffen zu massieren. Konzentriert und langsam arbeiten. Dann abwechselnd mit den Händen die Wadenmuskeln heben und zusammenpressen. Die Kombination der Wadenmassage mit der Dehnung unter Schritt 1 verspricht beste Resultate.

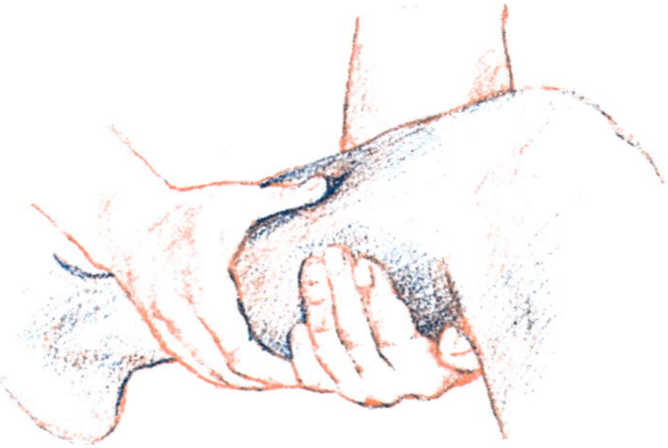

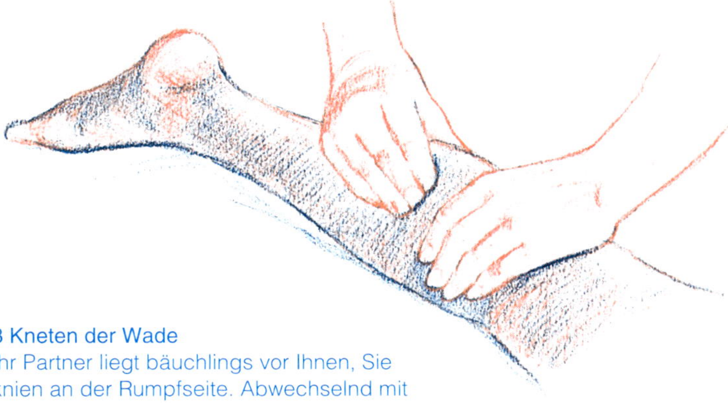

3 Kneten der Wade

Ihr Partner liegt bäuchlings vor Ihnen, Sie knien an der Rumpfseite. Abwechselnd mit den Händen die Wadenmuskeln kneten und walken. Kreise beschreiben, durch Vorlehnen des Oberkörpers ab der Hüfte Druck auf die Hände bringen. Die gesamte Wade sorgfältig durchkneten.

Knieschmerzen, Arthritis, Zerrung, Muskel- und Bänderriß

Weil ein Großteil des Körpergewichts auf ihnen lastet, sind die Kniegelenke Extrembeanspruchungen ausgesetzt, besonders, wenn man gewohnt ist, sie ganz durchzudrücken. Die beschriebenen Massagegriffe leisten hauptsächlich in der Rehabilitation nach behandelter Verletzung wertvolle Dienste, indem sie die Gewebsregeneration ankurbeln (siehe Seite 143). Auch bei schmerzenden, müden Kniegelenken und arthritischen Knien (siehe Seite 147) ist der Nutzen groß. Falls langes Liegen unbequem ist, kann die Behandlung auch durchaus in einem Stuhl erfolgen. Verwenden Sie Rosmarin- oder Lavendelöl (siehe Seite 28).

Achtung:
Entzündete oder geschwollene Gelenke nicht direkt massieren. Statt dessen die umliegenden Muskeln behandeln, damit sich Flüssigkeitsansammlungen auflösen.

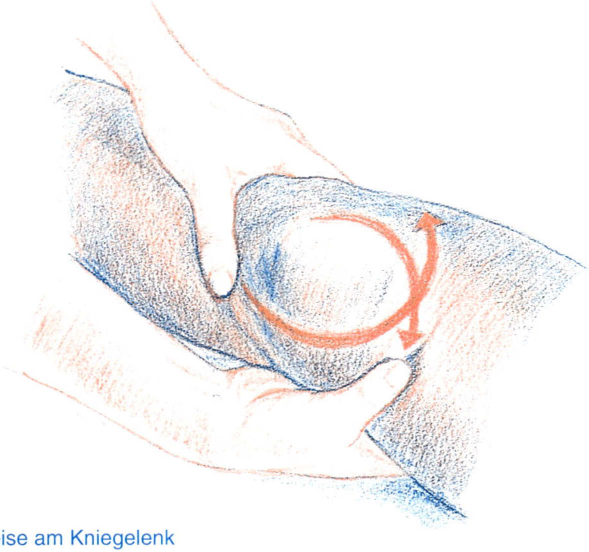

1 Weite Kreise am Kniegelenk

Mit beiden Händen das Bein des Partners unterhalb des Knies fassen. Mit den Daumen weite, gegenläufige Kreise beschreiben, die einander großzügig überlappen. Auf die Art die gesamte Kniescheibe rhythmisch umkreisen. Dann Finger und Handflächen auf der Knierückseite einbeziehen, um die Seiten des Knies und die Kniekehle ebenfalls zu massieren.

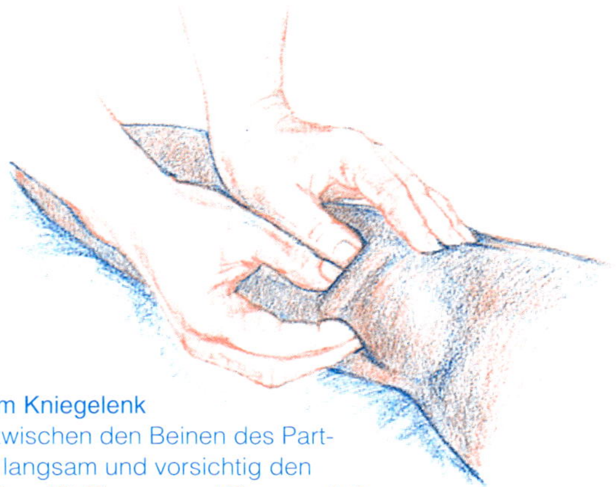

2 Tiefe Gewebearbeit am Kniegelenk

Sitzen Sie neben oder zwischen den Beinen des Partners, und beginnen Sie langsam und vorsichtig den Kniebereich zu bearbeiten. Mit Fingern und Daumen tief in die Weichgewebe zwischen den Knochen pressen. Wer will, beschreibt kleine, kräftige Kreise, ohne die Haut zu sehr zu verschieben. Bleiben Sie konzentriert, und passen Sie auf, daß die Griffe nicht schmerzhaft sind.

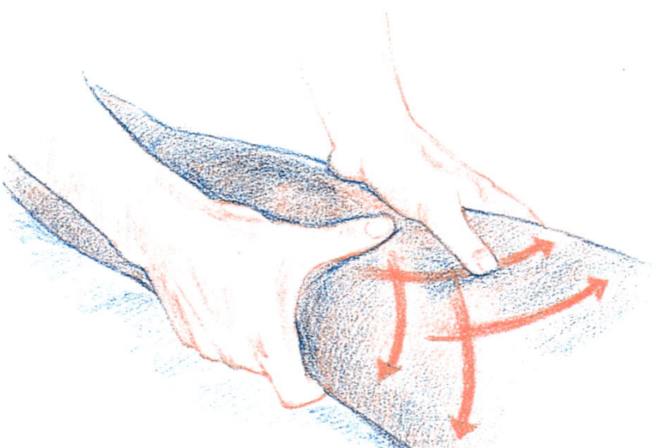

3 Daumenstriche über dem Knie

Beide Hände knapp über dem Knie um das Bein des Partners legen. Die Daumen in langsamen Strichen mit Druck nach oben und außen schieben. Die Muskeln über dem Knie besonders ausgiebig behandeln, dann allmählich am Oberschenkel emporarbeiten.

Shiatsu – gegen Beinschmerzen

Mangels Bewegung und regelmäßigen Sporttreibens kommt es oft zu Energieblockaden und Ansammlungen von Schlackenstoffen in Füßen und Beinen. Folge ist eine Verlangsamung des Blutrückflusses zum Herzen. Da zahlreiche Meridiane und Nerven Füße und Beine mit den Hauptorganen und -drüsen des Körpers verbinden, führt der Aufbau von Stoffwechselschlacken zu Beinschmerzen, und der gesamte Organismus gerät in Mitleidenschaft. Durch Druckausübung auf die Beine und durch Gehen kommt der Energiefluß wieder in Gang. Schlacken werden ausgeschwemmt. Die Beine, wie auch der Körper insgesamt, bleiben gesund.

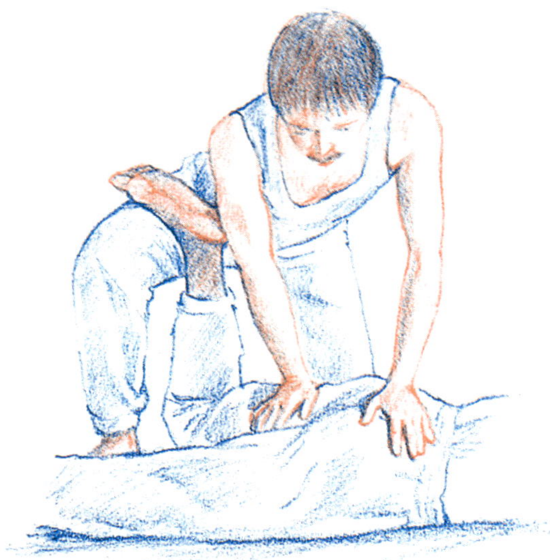

1 Shiatsu – Handballendruck an der Oberschenkelrückseite

Der Partner liegt auf dem Bauch, ein Bein ist nach oben angewinkelt, sein Fuß ruht auf Ihrem Oberschenkel. Eine Hand auf das Steißbein legen, mit dem Ballen der anderen Hand am Oberschenkel hinabarbeiten. Pressen Sie das Gewebe langsam nach unten, der Druck wird durch Einsatz und Wegnahme des Körpergewichts aufgebaut bzw. abgeschwächt. Am anderen Bein wiederholen.

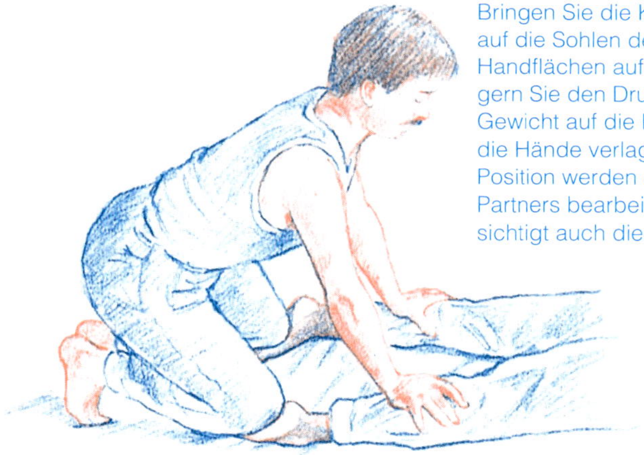

2 Shiatsu – Auf den Füßen knien und Waden pressen

Bringen Sie die Knie mit Zartgefühl auf die Sohlen des Partners und die Handflächen auf seine Waden. Steigern Sie den Druck, indem Sie Ihr Gewicht auf die Knie und weiter auf die Hände verlagern. Aus dieser Position werden die Waden des Partners bearbeitet; wer will, berücksichtigt auch die Oberschenkel.

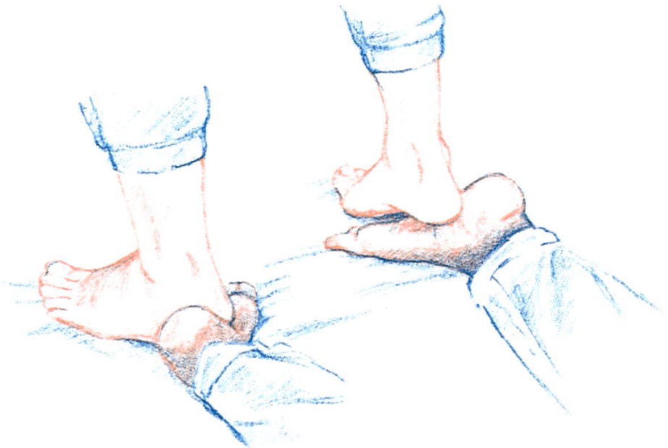

3 Shiatsu – Auf den Sohlen gehen

Bei dieser Technik liegen die Füße des Partners flach auf dem Boden; die Fersen fallen zur Seite, die Sohlen zeigen nach oben. Bringen Sie Ihre Fersen auf die Sohlen des Partners, und fangen Sie an zu gehen. Seien Sie vorsichtig: Nur Spann und Ballen vertragen Druck, die Fersen unbedingt aussparen. Eventuelle Hohlräume zwischen Fußgelenkvorderseite und Boden füllen Sie mit einem zusammengerollten Handtuch aus.

Fußschmerzen, Verstauchung, Muskel- und Bänderriß, Arthritis

Viele Menschen werden von Fußschmerzen geplagt, vor allem, wenn sie beruflich viel stehen müssen. Da tut eine Fußmassage besonders wohl. Aufgrund der vielen Nervenenden im Fuß, die in ständigem Austausch mit sämtlichen Körperbereichen stehen, wird der gesamte Körper davon belegt. Die folgende Massage läßt sich mit den Fußgriffen der Ganzkörpermassage (siehe Seite 50f., Schritte 9 bis 11) verknüpfen und fördert die Regeneration von Verstauchungen, Muskel- und Bänderrissen (siehe Seite 143). Rosmarin- oder Bergamottöl werden empfohlen (siehe Seite 28).

Achtung:

Massieren Sie keine geschwollenen oder entzündeten Gelenke. Bei Arthritis zunächst die Hinweise auf Seite 147 lesen.

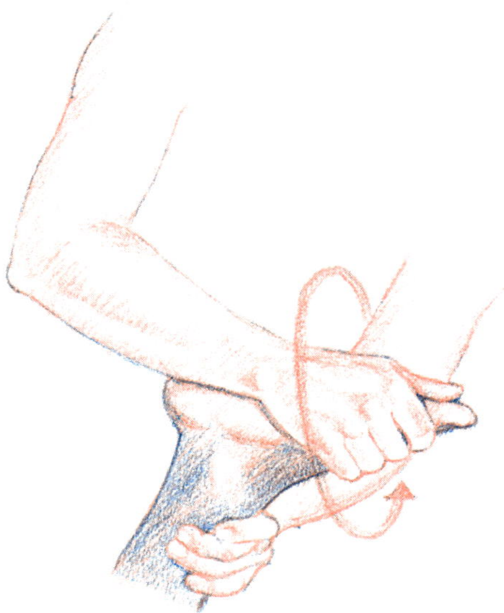

1 Fuß kreisen

Der Partner liegt auf dem Bauch. Fußgelenk fassen und Unterschenkel anheben. Die Finger der anderen Hand schließen sich seitlich um die große Zehe, während Ihr Unterarm auf der Ferse ruht. Drehen Sie den Fuß großzügig und langsam um die eigene Achse, Ihr Unterarm fungiert als Hebel. Nach einer Weile die Richtung wechseln.

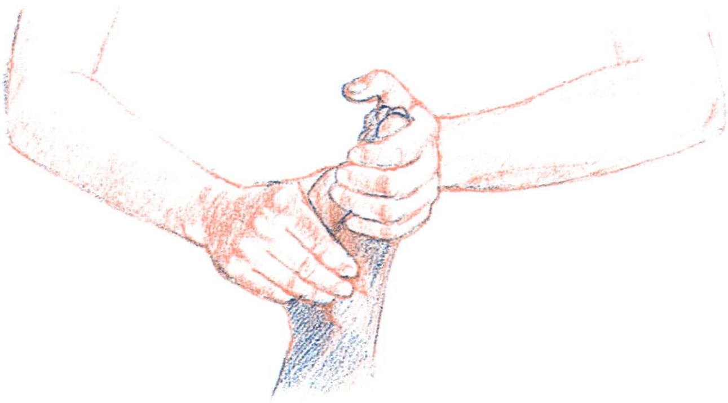

2 Vorfuß zurückdrücken

Knien Sie neben dem Partner. Die eine Hand drückt gegen die Ferse, mit der anderen Hand den Vorfuß so weit es geht zurückdrücken, kurz halten und den Griff lösen.

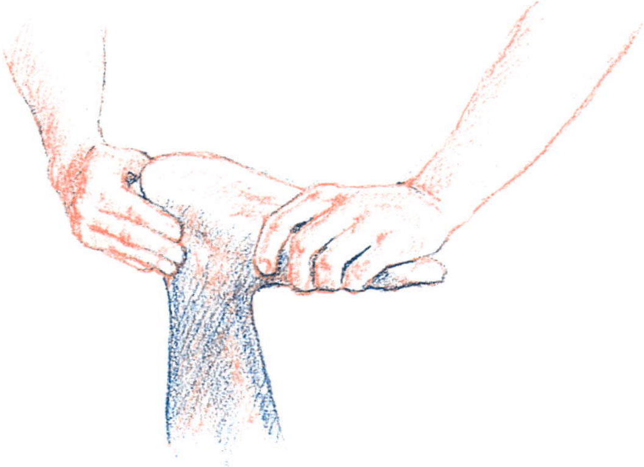

3 Fußballen nach unten drücken

Kommen Sie etwas höher auf die Knie. Unter der Ferse die Achillessehne rechts und links fassen. Während Sie die Ferse hochdrücken, drückt die andere Hand den Fußballen (nicht nur die Zehen) nach unten. Für gewöhnlich erfolgt diese Dehnung mit reichlich Druck. Orientieren Sie sich jedoch unbedingt am Partner.

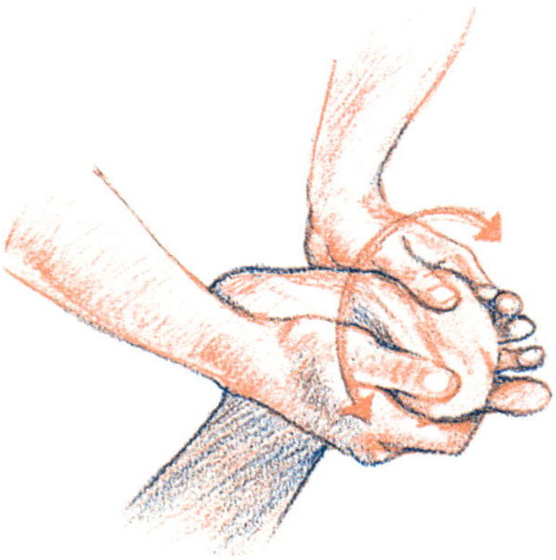

4 Vorfuß drehen

Sie bleiben auf dem Boden knien und umschließen mit beiden Händen den Vorfuß des Partners. Langsam den Fuß erst auf die eine, dann auf die andere Seite drehen. Mehrmals wiederholen.

5 Vorfuß zwischen den Handballen rollen

Nehmen Sie den Vorfuß des Partners fest zwischen Ihre Handballen. Beginnen Sie, den Ballen des Fußes mit Druck hin und her zu rollen, dann die Hände kräftig von einer Seite zur anderen schieben. Auf diese Weise den gesamten Bereich unterhalb der Zehenbasis abdecken.

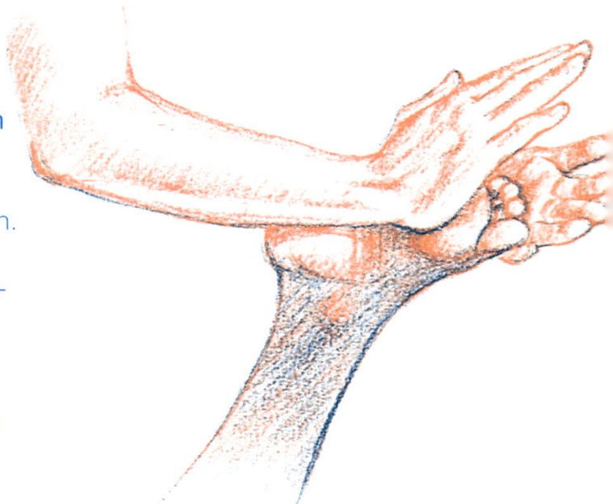

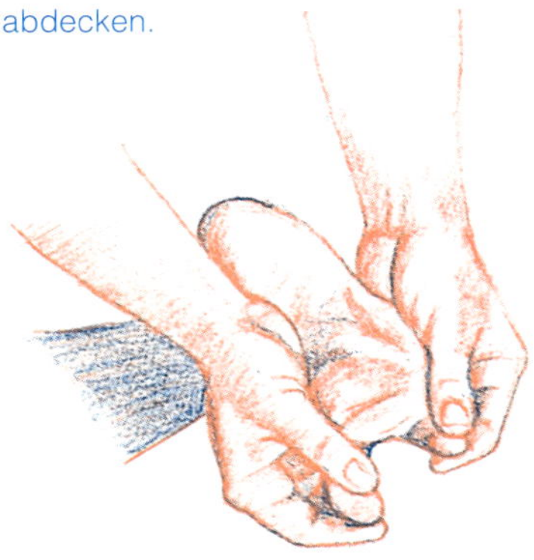

6 Zehen dehnen

Halten Sie zwei benachbarte Zehen zwischen Daumen und Fingern beider Hände. Langsam auseinanderziehen, die Hautfalte dazwischen auf diese Weise dehnen. Bitten Sie den Partner, Ihnen zu sagen, wann die Dehnung ausreicht. Alle Zehen dehnen.

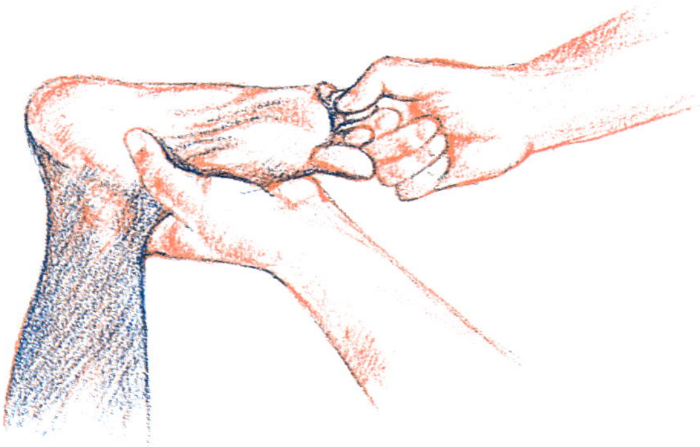

7 Zehen ziehen

Mit Blick zum Kopf des Partners den Fuß mit einer Hand stützen. Mit Daumen und Zeigefinger der freien Hand je eine Zehe greifen, sanft, aber bestimmt kreisen. Allmählich zum gleichmäßigen Ziehen der Zehe übergehen, zur Spitze hochgleiten und loslassen. An jeder Zehe wiederholen.

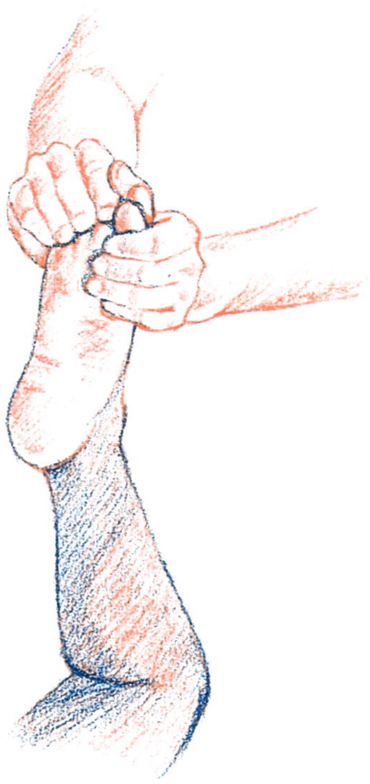

8 Zehenbasis fassen und Bein schütteln

Ihr Blick zeigt zum Kopf des Partners. Mit einer Hand die vier »kleinen« Zehen des Partners zwischen Handballen und Fingerkuppen nehmen (nicht unter die Zehen »krallen«). Mit der anderen Hand greifen Sie die große Zehe samt Gelenk. Dann mit beiden Händen Bein leicht anheben und vorsichtig schütteln, dabei sämtliche Zehen dehnen. Ab Schritt 1 am anderen Fuß ausführen.

Muskel- und Bänderriß, Zerrung, Verstauchung

Zerrungen oder Verstauchungen sind Folgen gewaltsamer Überdehnung von Muskelfasern oder Bändern, was Schmerzen verursacht und sich mitunter als lokale Schwellung äußert. Muskel- und Bänderrisse sind ungleich schwerwiegendere, durch plötzliches Umknicken oder Fall ausgelöste Verletzungen, bei denen Teile des Muskel- oder Bandapparats reißen. Äußeres Erscheinungsbild sind Schmerzen, Schwellungen und Blutergüsse. Zu den am meisten betroffenen Regionen zählen Hand- und Fußgelenke und der Rücken. Massage fördert die Rehabilitation solcher Verletzungen, es ist jedoch notwendig, die unten erklärten Maßnahmen vorauszuschicken: Zuerst muß der Arzt diagnostizieren, daß keine Knochenbrüche vorliegen; dann folgt zunächst die Kältebehandlung mit Eisbeuteln oder ersatzweise kalten Kompressen. Danach ist der Verletzungsbereich zu bandagieren, wenn möglich hochzulagern und 24 bis 48 Stunden, bis der Schmerz etwas nachläßt, ruhigzustellen. Erst dann beginnt man mit der Massage.

Geschwollene Gewebe dürfen nicht direkt massiert werden. Statt dessen streicht man oberhalb der Verletzung zum Herzen hin, erst vom Knie zum Oberschenkel, dann vom Fuß zum Knie, um die Flüssigkeit zu verteilen (siehe unten). Geht es mit der Heilung vorwärts, sind behutsame Knet- und Reibegriffe zur Behandlung des Gebiets geeignet. Nächste Stufe sind gymnastische Übungen, passiv ausgeführt, die die Beweglichkeit wiederherstellen helfen. Bleiben Sie jedoch stets unterhalb der Schmerzgrenze, und nehmen Sie Lavendel oder Rosmarin als Massageöl (siehe Seite 28).

Entwässern der Schwellung bei Fußverstauchung
Der Partner liegt auf dem Rücken, sein Knie ist durch ein Kissen gestützt. Anfangs bedecken Sie den Oberschenkel vom Knie bis hinauf zur Hüfte mit langsamen Strichen. Nach einer Weile erfolgt das gleiche Streichen am Unterschenkel, vom Fuß- zum Kniegelenk. Mit abwechselnden Händen sanft in das Gewebe drücken. In Richtung zum Herzen arbeiten, damit die Flüssigkeit über Blut- oder Lymphgefäße entweicht und die Schwellung abklingt.

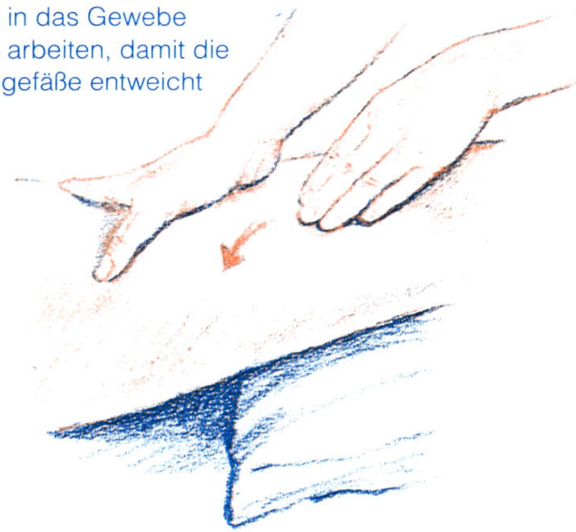

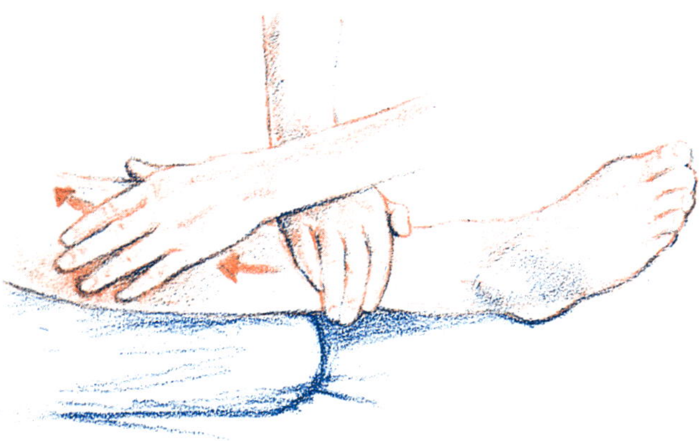

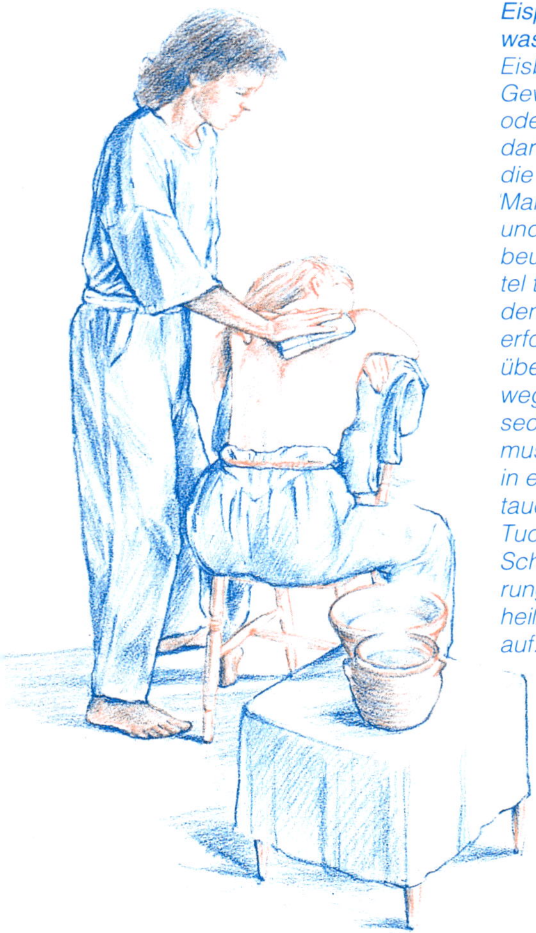

Eispackungen und Kaltwasserkompressen

Eisbehandlungen stillen die Gewebsblutung bei Muskel- oder Bänderrissen. Das Eis darf jedoch nie direkt auf die Haut gebracht werden. Man wickelt es in ein Tuch und füllt es in einen Plastikbeutel. Alternative: ein Beutel tiefgekühlter Erbsen. An den ersten beiden Tagen erfolgt die Eisbehandlung über mehrere Stunden hinweg für je fünf Minuten im sechzigminütigen Rhythmus. Notfalls tut es auch ein in eiskaltes Wasser getauchtes, ausgewrungenes Tuch. Bei andauerndem Schmerz infolge Muskelzerrung legt man abwechselnd heiße und kalte Kompressen auf.

Kompressen auflegen

Halten Sie zwei Schüsseln mit Eiswasser und sehr heißem (nicht kochendem) Wasser sowie zwei Baumwolltücher oder Gästehandtücher bereit. Beginnen Sie mit der heißen Kompresse. Dazu ein Tuch in heißes Wasser tauchen, auswringen, falten und drei Minuten auf den Verletzungsbereich legen. Als nächstes die kalte Kompresse entsprechend vorbereiten und eine Minute auflegen. Rund zehn bis fünfzehn Minuten auf diese Weise fortfahren.

Arthritis

Man unterscheidet zahlreiche Formen von Arthritis, allen gemein ist die Beteiligung der Gelenke. Am häufigsten trifft man auf rheumatische Arthritis und Osteoarthritis. Die rheumatische Arthritis setzt häufig schon im Kindesalter ein, in der Regel an den zarten Knochen der Hände oder Füße. Unter heftigen Schmerzen schwellen die Gelenke an oder entzünden sich, und der gesamte Körper wird in Mitleidenschaft gezogen. Fieber und allgemeine Mißbefindlichkeit sind übliche Begleitsymptome.
Bei der Osteoarthritis handelt es sich um eine zumeist bei älteren Menschen auftretende Verschleißerscheinung an Knochen und Gelenken. Frühzeitig betroffen sind gewöhnlich Nacken und Schultern, der Lendenwirbelbereich und ehemals verletzte Gelenke. Bei beiden Krankheiten wirkt Massage schmerzlindernd. Allerdings sieht man bei akut geschwollenen oder entzündeten Gelenken von einer Behandlung ab. Statt dessen bringt kurzzeitiges, konzentriertes Handauflegen einige Erleichterung. Später arbeitet man über die Schwellung mit gleitenden Strichen auf das Herz zu. Ist das Gewebe nicht geschwollen, können Sie, je nach Vorlieben des Partners, sämtliche der für das betreffende Gebiet vorgestellten Griffe anwenden. Wichtig ist die vorsichtige und gefühlvolle Ausübung der Massage.
Bevor Sie arthritische Gelenke passiver Bewegung aussetzen, fragen Sie den Arzt um Rat, und gehen Sie auf alle Fälle mit größter Behutsamkeit vor. Die Schmerzgrenze wird nicht überschritten. Langsames, sanftes Streichen und Kneten der entsprechenden Gebiete, leichtes Daumenkreisen wirken entspannend und wohltuend. Rosmarin- und Lavendelöl sind geeignet, die Schmerzen rascher abklingen zu lassen.

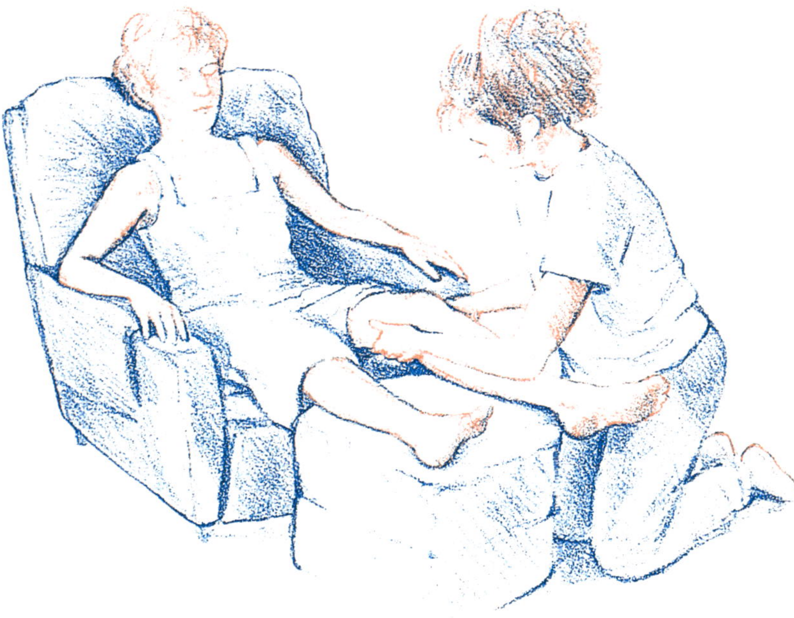

Den Schmerzbereich stützen

Weil es für Arthritis-Patienten oft beschwerlich ist, sich auf den Massagetisch oder auf den Fußboden zu legen, improvisieren Sie mit Stühlen oder Schemeln, um den Schmerzbereich zu stützen. Legen Sie Wert auf Ihre Haltung, und vermeiden Sie zu starkes Beugen des Rückens. Während der Behandlung sitzen Sie auf dem Boden, einem Stuhl oder einem Hocker.

Wann nicht massiert werden darf

Nachfolgend finden Sie eine Reihe von Beschwerdebildern aufgelistet, die eine Shiatsu- oder Massagebehandlung verbieten. Die Beachtung dieser Gegenindikationen ist unerläßlich, was freilich nicht bedeutet, daß ein entsprechend Betroffener der heilenden Berührung gänzlich entbehren müßte. Schließlich bedeuten Berührungen Sicherheit, Bestätigung, Wärme und Trost und können die natürliche Heilung vorantreiben. Sanftes Berühren und Streichen nicht direkt betroffener Körperstellen wirken daher angenehm beruhigend und machen Schmerzen eher erträglich. Bei schwerwiegenden Gesundheitsproblemen erfolgen Massagen nur nach Absprache mit dem Arzt. Damit Sie genau Bescheid wissen, enthalten die Gegenindikationen überdies Angaben, was man auf keinen Fall tun darf und was umgekehrt erlaubt ist. Der Hinweis »nicht massieren« bezieht sich auf klassische Massagegriffe, wie Kneten, Wringen, Reiben, Klopfen oder tiefe Gewebearbeit, die weder auf dem betroffenen, noch auf angrenzenden Gebieten erfolgen dürfen.

Handauflegen

ist eine sichere Alternative, falls nicht massiert werden darf. Man sollte aber selbst davon absehen, wenn der Partner auch leise Berührungen nicht ohne Schmerz erträgt. Nach dem Zentrieren (siehe Seite 23) legt man die Hände mit äußerster Zartheit auf einen oder zwei Körperbereiche und läßt sie ein paar Minuten dort ruhen. Während dieser Zeit lenkt man die ganze Aufmerksamkeit auf den Partner und stellt sich vor, wie die eigenen Hände von heilenden Kräften durchströmt werden.

Gegenindikationen

Lokale Infektionen oder Entzündungen

Achtung: Bei Infektionen oder Entzündungen nicht massieren. Gefahr der Weiterverbreitung.
Erlaubt: Leichtes Handauflegen beim bekleideten oder zugedeckten Partner. Mit ärztlicher Zustimmung sanftes Streichen von Füßen, Händen oder Gesicht – sofern sie nicht infiziert sind.

Schwellungen

Achtung: Schwellungsgebiete nicht massieren.
Erlaubt: Leichtes Handauflegen. Oberhalb der Schwellung herzgerichtete Striche ausführen, um die Flüssigkeit zu verteilen.

Ausschläge (Akne, Ekzeme, Hitzepickel u. ä.)

Achtung: Befallene Bereiche nicht massieren.
Erlaubt: Leichtes Handauflegen auf nichtbefallene Bereiche am bekleideten oder zugedeckten Partner. Entwässern zum Herz hin, um Schlackenstoffe auszuschwemmen.

Blutergüsse

Achtung: Blutergüsse nicht massieren.
Erlaubt: Bei allmählicher Heilung oberhalb des Blutergusses zum Herz hin streichen; Bluterguß leicht umkreisen, um die Auflösung zu beschleunigen.

Krampfadern

Achtung: Krampfadern nicht massieren. Von unten keinen Druck in Richtung Krampfadern ausüben.
Erlaubt: Handauflegen. Kalte Kompressen (siehe Seite 145). Oberhalb der Krampfadern – mit ärztlicher Erlaubnis auch an den Seiten – langsam und vorsichtig herzwärts streichen. Dies kann die Schmerzen bei geschwollenen Krampfadern lindern.

Fieber

Achtung: Fieberpatienten nicht massieren.
Erlaubt: Handauflegen. Bei Fieber ist die Haut oft hypersensibel. Fragen Sie den Partner, wie sich sanftes Streichen oder Anfassen für ihn anfühlt.

Thrombose oder Venenentzündung

Achtung: Nicht massieren. Vorhandene Blutgerinnsel könnten in die Blutbahn geraten. Todesgefahr!
Erlaubt: Leichtes Handauflegen bei Zustimmung des Arztes. Zartes Massieren von Händen, Füßen oder Gesicht.

Knochenbrüche

Achtung: Bei Knochenbruch oder Verdacht auf Knochenbruch nicht massieren. Ärztlichen Beistand anfordern.
Erlaubt: Einfühlendes, beruhigendes Berühren und Handauflegen auf anderen Körperbereichen. Gegen Ende der Heilung den Arzt konsultieren, anschließend die für Verstauchungen, Zerrungen, Muskel- und Bänderrisse angegebenen Techniken (siehe Seite 143) anwenden.

Tumore

Achtung: Bei Tumoren nicht massieren.
Erlaubt: Handauflegen. Mit ärztlicher Erlaubnis sanftes Streichen von Gesicht, Füßen, Händen und Schultern, sofern sie nicht Sitz des Tumors sind. Für Krebspatienten ist die fürsorgliche Berührung Quelle von Trost und Wärme.

Schwangerschaft

Achtung: Kein Shiatsu im Fußgelenkbereich. Kein Klopfen, keine tiefen oder kräftigen Griffe in der Lendenwirbel- und Bauchregion.
Erlaubt: Mit ärztlicher Erlaubnis kann während der gesamten Schwangerschaft behutsam und sanft massiert werden. In den ersten drei Monaten ist größte Vorsicht geboten. Bauch und Rücken sind grundsätzlich besonders zartfühlend zu behandeln.

Register

A

B

C

D

E

F

G

H

I

K

L

M

N

O

P

R

S

T

U

V

W

Z

Danksagung des Verlags
Gaia möchte sich an dieser Stelle bei Sandra Thomas, Jane Downer, Chris Jarmey, Sheilagh Noble, Fausto Dorelli, Lesley Gilbert, Peter Sperryn, Sara Mathew, den Fotomodellen sowie der Belegschaft von Marlin Graphics Ltd. und F.E. Burman herzlich für ihre Mitarbeit bedanken.

Danksagung des Verfassers
Allen voran danke ich Chris Sturgess-Lief, der mich zu diesem Buch ermutigte, als es nicht mehr war als eine Idee in meinem Kopf. Besonderen Dank schulde ich Jane Downer für die Shiatsu-Beiträge (und wunderbaren Behandlungen), ihre unschätzbare Unterstützung und Hilfe. Danken möchte ich auch Chris Jarmey für seinen Rat. Lucy Lidell gebührt mein Dank für ihre Mitarbeit, Unterstützung und Klarheit. Vielen Dank auch an Joanna Godfrey Wood für all die Mühe, Hilfe und Geduld bei der Herausgabe, ebenso an Susan McKeever und Lynn Hector für Design und Geduld. Fausto Dorelli verdient meinen Dank für die schönen Fotos, Sheilagh Noble für ihre gefühlvolle Illustration. Peter Sperryn danke ich für die medizinische Beratung, ebenso wie Mary-Jane Anderton und Anita Sullivan. Herzlichen Dank auch an alle Modelle der Fotos und Zeichnungen: Jane Downer, Terry Williams, Karen Drury, Patt Money-Coutss, Jerry Gloag, Otter Baker, Michael Tirelli, David Kayla-Joseph und Freund Mike, Danny Paradise und Margareeta Saari. Besonderer Dank gebührt schließlich Bob Moore für seine heilende Kraft und Inspiration.

Quellenangaben zu Seite 6

Gunter, Bernard, *Massage*, Academy Editions, 1973
Liss, Jerome, *In the Wake of Reich*, Coventure Ltd, 1976
Brooks, Charles, *Sonsory Awareness,* Viking Press, 1974

Weitere Humboldt-Ratgeber aus dem Gesundheitsbereich: